辽宁省脑血管病临床医学协同创新联合会推荐

卒中患者教育手册

主　编　陈会生　于　巍

副主编　陈晓虹　冯　娟　李高华　李晓秋　林永忠
　　　　闵连秋　陶定波　腾伟禹　王新红　夏　程
　　　　周中和

科学技术文献出版社
SCIENTIFIC AND TECHNICAL DOCUMENTATION PRESS
·北京·

图书在版编目（CIP）数据

卒中患者教育手册 / 陈会生，于巍主编. —北京：科学技术文献出版社，2020.7
ISBN 978-7-5189-6135-1

Ⅰ.①卒…　Ⅱ.①陈…②于…　Ⅲ.①脑血管疾病—防治—手册　Ⅳ.① R743–62

中国版本图书馆 CIP 数据核字（2019）第 224087 号

卒中患者教育手册

策划编辑：吴　微　责任编辑：帅莎莎　吴　微　责任校对：文　浩　责任出版：张志平

出　版　者	科学技术文献出版社
地　　　址	北京市复兴路15号　邮编 100038
编　务　部	（010）58882938，58882087（传真）
发　行　部	（010）58882868，58882870（传真）
邮　购　部	（010）58882873
官 方 网 址	www.stdp.com.cn
发　行　者	科学技术文献出版社发行　全国各地新华书店经销
印　刷　者	北京地大彩印有限公司
版　　　次	2020 年 7 月第 1 版　2020 年 7 月第 1 次印刷
开　　　本	710×1000　1/16
字　　　数	74千
印　　　张	7.75
书　　　号	ISBN 978-7-5189-6135-1
定　　　价	68.00元

编 委 会

主　编　陈会生　于　巍

副主编（按姓氏拼音排序）

陈晓虹　冯　娟　李高华　李晓秋　林永忠

闵连秋　陶定波　腾　伟　王新红　夏　程

周中和

编　委（按姓氏拼音排序）

毕　成　代英杰　邓长青　董玉玲　封野芳

高　鑫　郭丽艳　韩　敬　洪　梅　侯百友

胡　伟　姜长豪　焦　震　金香兰　金晓倩

李　静　李　巍　李润辉　李岩松　刘学文

马　莉　马宇彤　仇　靖　申丽颖　宋彧林

孙元林　万里姝　王　辉　王丽霞　王伟忠

杨文海　张　丹　张　弘　张　力　张　义

张福鼎　张景华　赵　勇　赵立伟　赵丽宏

郑　暄　朱　虹　邹仁林

序

脑卒中，俗称"中风"，是指由多种原因导致的脑血管受损，局限性或弥漫性脑功能缺损的临床事件，包括脑出血、脑梗死、蛛网膜下腔出血等。脑卒中是具有高发病率、高患病率、高死亡率和高致残率的"四高"疾病。近年来，随着经济的发展和人们物质生活水平的不断提高，在不健康的饮食习惯、不良的生活方式及工作压力的增加等因素的影响下，脑卒中发病率有不断上升的趋势。同时我国步入人口老龄化时代，脑卒中的发病情况进一步加剧，由脑卒中导致的死亡率也是居高不下，给家庭和社会带来了沉重的负担。

我国防控脑卒中的策略主要有三个方面：第一是在策略上关口前移、重心下沉；第二是提高素质、教育先行；第三是高危筛查、目标干预。目前，人们对脑卒中缺乏专业系统的认识，为了更好地预防脑卒中的复发、改善预后，提高患者的生活质量，我们编写了本书。本书提供了系统全面、通俗易懂的脑卒中防治的科普知识，有助于提高患者和家属对脑血管疾病的理解。

本书共分为七个部分，内容包括脑卒中常用药物的用药指导、脑卒中并发症的护理、脑卒中患者的康复护理、脑卒中患者的心理护理及家庭护理技术、如何预防脑卒中复发、脑卒中患者的营养指导和脑卒中患者的出院教育。主要是为了向大众普及脑卒中的诊疗与康复知识，加强脑卒中的三级预防，改善生活方式，提高患者的生活自理能力。

古人云："上工治未病，中工治将病，下工治已病。"我希望这本书一方面能够帮助卒中患者及其家属正确理解脑血管病的诊治和康复知识，正确认识卒中预防、患者护理及康复的重要性；另一方面能够让大众了解到专业的脑卒中医学知识，进而改变不良生活方式，积极正确干预危险因素，预防卒中的发生和复发。

由于时间仓促，水平有限，如有不妥及疏漏之处，恳请专家和读者们批评指正。

陈会生

引　言

　　脑卒中是一种急性脑血管疾病，由于该病来势较快，病情凶险，变化多端，像自然界的风一样"善行多变，难以预料"，又被称为"脑中风"。一般以突然头痛、眩晕、短时间内失去知觉为主要表现。主要由脑血栓或者脑出血引起，所以脑卒中又分为缺血性卒中（脑梗死）和出血性卒中（脑出血或脑溢血）。脑卒中是危害我国居民健康的重要疾病，有较高的发病率和死亡率。在我国，缺血性卒中在所有脑卒中中的发病率为 75% ～ 90%，出血性卒中为 10% ～ 25%，脑卒中好发于男性，女性占比较少，同时肥胖人群和糖尿病人群也好发脑卒中。

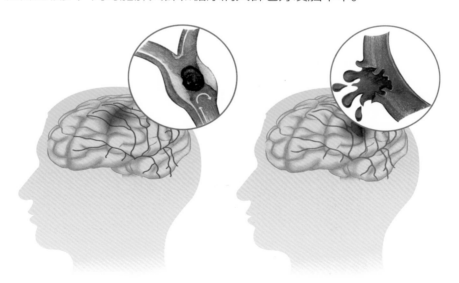

缺血性卒中　　　　　　　　　　出血性卒中

脑卒中的发病因素不仅多样，而且相对复杂，主要有高血压、糖尿病、高血脂、不良生活习惯（如熬夜、吸烟）、超重与肥胖、缺乏体力劳动及血管内病变等。

急性发作的脑卒中患者要及时送医治疗，以免耽误病情。脑卒中患者恢复期需要依靠药物进行治疗，这些药物主要针对神经保护、改善脑血管循环等。脑卒中患者经过治疗后，对脑功能没有影响的小出血或梗死可以治愈；轻度患者通过积极治疗和康复训练可以基本恢复正常；已经造成脑细胞死亡的、脑功能损伤的，多不能治愈。所以，脑卒中不仅给社会和家庭带来了沉重的负担，而且也严重影响了患者的生活质量。

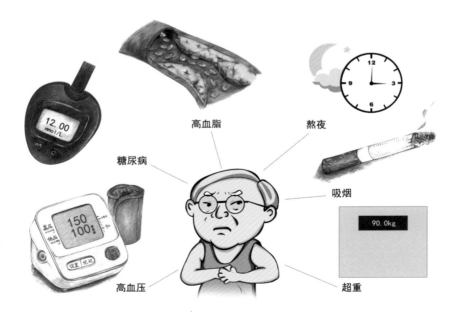

目　录

PART 1 脑卒中常用药物的用药指导

01. 为什么预防脑卒中必须服用阿司匹林？　　/002

02. 阿司匹林常见的不良反应有哪些？　　/003

03. 阿司匹林长期服用的最佳剂量是多少？　　/004

04. 缺血性脑卒中患者为什么要控制血脂？　　/005

05. 缺血性脑卒中患者的血脂控制目标是多少？　　/006

06. 服用他汀类药物调血脂应注意些什么？　　/007

07. 他汀类药物治疗缺血性卒中的作用有哪些？　　/008

08. 常用于缺血性卒中的他汀类药物有哪些？　　/010

09. 血压正常还需要服降压药吗？　　/011

10. 脑梗死患者的用药注意事项有哪些？　　/012

11. 服用华法令的注意事项及检测凝血指标的时间是什么？　　/014

PART 2 脑卒中并发症的护理

01. 脑卒中后偏瘫患者可能出现哪些并发症？　　/018

02. 脑卒中患者突发手肿胀疼痛怎么办？　　/022

03. 脑卒中患者偏瘫肩痛怎么办？　　/024

04. 怎样辨别脑卒中患者褥疮的程度？　　/027

05. 脑梗死并发肺部感染怎样护理？　　/028

06. 脑卒中并发泌尿系统感染如何护理？　　/030

07. 脑卒中患者排尿障碍怎么办？　　/032

08. 脑卒中患者排便障碍怎么办？　　/034

09. 怎样预防下肢深静脉血栓？　　/036

10. 如何治疗下肢深静脉血栓？　　/037

PART 3　脑卒中患者的康复护理

01. 哪些患者适合家庭康复训练？应注意哪些问题？　　/040

02. 吞咽困难的脑卒中患者如何进食？　　/042

03. 简单易学的床上肢体康复动作有哪些？　　/044

04. 瘫痪患者关节被动活动注意事项有哪些？　　/046

05. 脑卒中患者错误的康复方法有哪些？　　/048

06. 脑梗死患者急性期的康复措施有哪些？　　/050

07. 脑出血患者锻炼的原则是什么？　　/052

08. 怎样训练瘫痪侧面部？　　/053

09. 家属如何帮助脑卒中患者进行语言和交流障碍康复？　　/054

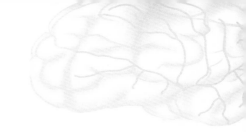

PART 4 脑卒中患者的心理护理及家庭护理技术

01. 家庭支持对卒中患者有何影响？　/058

02. 卒中后患者会出现哪些情绪障碍？家属该怎么做？　/060

03. 卒中后抑郁患者的护理技术有哪些？　/062

04. 卒中后失语患者的家庭护理技术有哪些？　/064

05. 如何为卧床患者翻身？有何技巧及注意事项？　/066

06. 长期卧床患者如何保护皮肤？　/068

07. 如何为昏迷患者擦浴？　/070

08. 卒中患者误吸的护理有哪些？　/072

09. 卒中患者出现压疮如何护理？　/074

PART 5 如何预防脑卒中复发

01. 怎样防止脑卒中的复发？　/078

02. 为什么脑卒中容易在秋冬季节发作？　/080

03. 吸烟会得脑卒中吗？饮酒对脑卒中是好还是坏？　/081

04. 持续"他汀"治疗对预防脑卒中复发重要吗？　/083

05. 疏通血管能预防脑卒中吗？　/084

06. 瘫痪在床的患者还需要预防卒中复发吗？　/085

07. 预防卒中是否应尽早服用他汀类药物？　/086

08. 晨起做哪"四件事"能预防脑卒中？　/087

09. 为什么阿司匹林能预防卒中复发？　/089

PART 6 脑卒中患者的营养指导

01. 脑卒中患者的胃肠道功能有哪些变化？　/092

02. 脑卒中患者的营养需求有什么特点？　/093

03. 卒中患者如何配置家庭性营养膳食？　/095

04. 蔬菜和水果为什么能降低脑卒中的风险？　/096

05. 有吞咽障碍的患者如何选择食物？　/097

06. 卒中患者的家庭饮食护理有哪些？　/098

PART 7 脑卒中患者的出院教育

01. 卒中患者出院后多久复查，怎样接受随访？　/100

02. 卒中患者在家怎样检测血压、血糖、血脂？　/102

03. 哪些小测试能预知脑卒中？　/104

04. 陪护人员要掌握哪些知识？　/106

05. 如何判断脑卒中患者的预后情况？　/107

06. 颈动脉有斑块就一定会发生脑卒中吗？　/108

07. 偏瘫患者存在哪些安全隐患？　/109

08. 出院后发现脑梗死该怎么做？　/110

09. 如何早期发现脑卒中的征兆？　/111

10. 动脉粥样硬化会同时合并心肌梗死和脑卒中吗？　/112

PART 1

脑卒中常用药物的用药指导

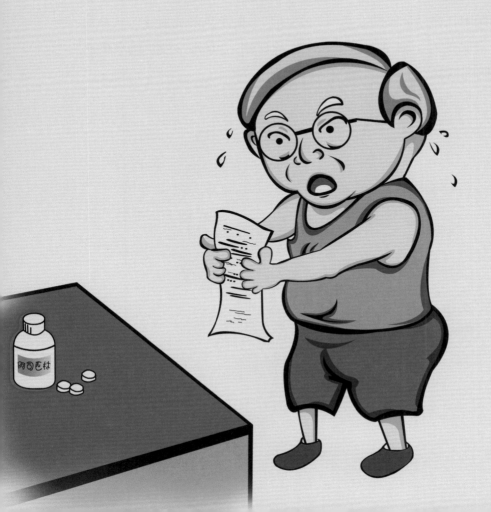

01. 为什么预防脑卒中必须服用阿司匹林？

　　血栓和斑块的形成是脑卒中发生的重要原因，动脉粥样硬化的过程十分缓慢，而斑块破裂却是瞬间发生的。截至目前，血栓阻塞血管引起的疾病已经成为全球最主要的致死和致残原因。

　　血小板聚集是导致血栓形成的关键，而阿司匹林具有控制血小板聚集的作用，因而能够防止斑块破裂时血小板聚集形成血栓，从而起到预防心肌梗死、脑卒中等事件发生的作用。因此，**预防脑卒中必须服用阿司匹林。**

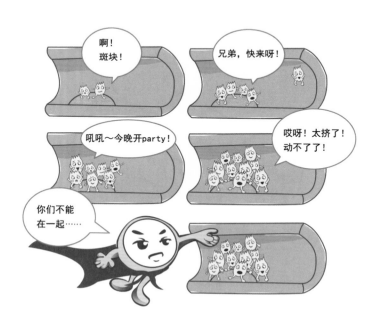

02. 阿司匹林常见的不良反应有哪些?

　　阿司匹林常见的不良反应通常是与服药剂量相关，**服用大量阿司匹林会引起胃黏膜不适、头痛、耳鸣、听力下降等**；但也可以与服药剂量无关，如过敏等。阿司匹林引起的最常见的不适症状是胃肠道刺激和轻度胃肠道出血。**阿司匹林引起轻度胃肠道出血与服药剂量有关**，缓解以上不适可以通过联合应用奥美拉唑、兰索拉唑等质子泵抑制剂或肠溶剂来实现。

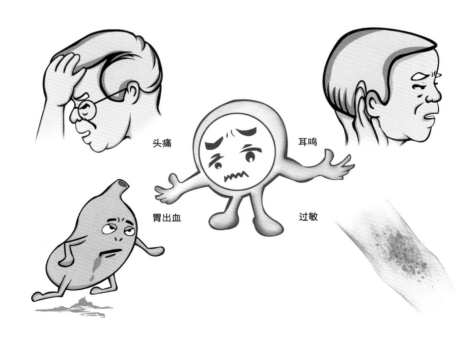

头痛　　耳鸣

胃出血　　过敏

03. 阿司匹林长期服用的最佳剂量是多少？

一般长期服用阿司匹林的剂量为 **100 毫克／天**（75 ～ 150 毫克／天），维持这种剂量能获得相对最佳的耐药性和效果，如果剂量过小（＜ 75 毫克／天），效果则不明显。**阿司匹林长期服用的最佳剂量为 75 ～ 150 毫克／天**。但如果是出血性脑卒中的血栓急性期，那么服用阿司匹林的剂量必须＞ 150 毫克／天。

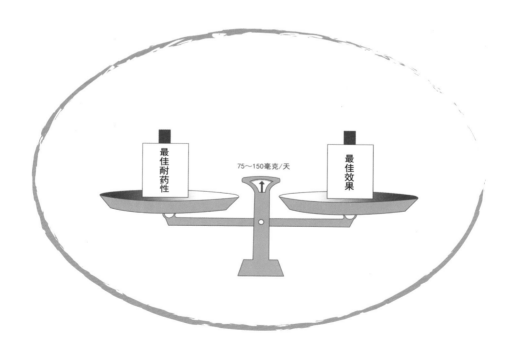

04. 缺血性脑卒中患者为什么要控制血脂?

　　血脂高会使血液变得黏稠,血液在血管内流动缓慢,导致大脑的供血量减少。血脂高还会损伤血管内皮,使损伤的血管内皮沉积在血管壁内形成粥样硬化斑块,直接导致脑血管疾病的发生和发展。所以,**缺血性脑卒中的患者降血脂治疗非常重要。**

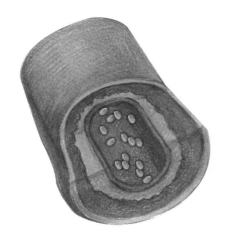

正常动脉血管

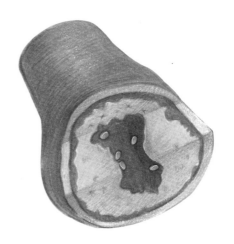

斑块沉积造成血管硬化

05. 缺血性脑卒中患者的血脂控制目标是多少?

　　血脂的主要控制指标为低密度脂蛋白胆固醇（LDL-C）。对于一般脑卒中患者，**血脂控制目标是使 LDL-C 水平降至 2.59 mmol/L 以下**；如果是伴有多种危险因素（冠心病、糖尿病、未戒断的吸烟、代谢综合征、脑动脉粥样硬化病变但无确切的易损斑块或动脉源性栓塞证据或外周动脉疾病之一者）的缺血性脑卒中和短暂性脑缺血发作（TIA）患者，应将 LDL-C 降至 2.07 mmol/L 以下；对于有大动脉粥样硬化性易损斑块或动脉源性栓塞证据的缺血性脑卒中和 TIA 患者，推

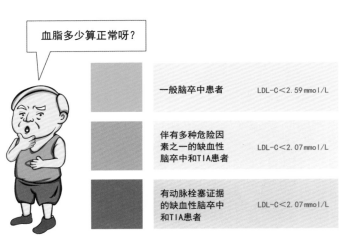

血脂多少算正常呀？

一般脑卒中患者	LDL-C＜2.59mmol/L
伴有多种危险因素之一的缺血性脑卒中和TIA患者	LDL-C＜2.07mmol/L
有动脉栓塞证据的缺血性脑卒中和TIA患者	LDL-C＜2.07mmol/L

荐尽早开始强化他汀类药物治疗，**建议治疗目标为 LDL-C ＜ 2.07 mmol/L**。他汀类药物作为降脂治疗的首选药物。

06. 服用他汀类药物调血脂应注意些什么?

因肝脏合成胆固醇的高峰在凌晨 2：00 ～ 3：00，食物可促进他汀类药物的吸收，**故晚饭时间或睡前服药降脂作用较好。** 阿托伐他汀及瑞舒伐他汀的作用持续时间长，可以在一天中的任意时间服用。**用药时应定期监测肝功能**，注意有没有肌肉酸疼、无力等，如果出现以上不适，要及时减少药量或者停药，改用其他他汀类药物，若依然没有缓解，要及时停药，必要时就诊。**服药时注意避免大量饮用葡萄柚汁或酒。**

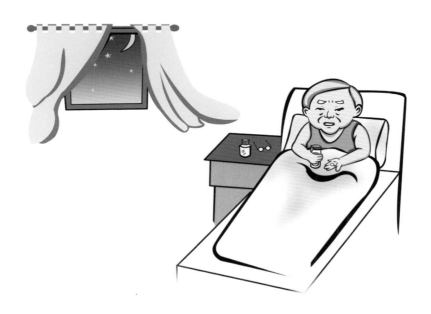

07. 他汀类药物治疗缺血性卒中的作用有哪些？

对于缺血性卒中的患者，服用他汀类药物进行强化治疗，能降低缺血性卒中复发率和脑卒中的风险，但出血性卒中发生的风险升高。研究显示，他汀类药物也有潜在的神经保护作用，大剂量的他汀可以增加脑血流量。有些研究提示，他汀类药物还有一些其他作用如下：

血管内皮功能的稳定

抗感染作用

斑块脂质成分减少和斑块的稳定

斑块纤维帽的增强

减少斑块中促血栓形成成分

减少血小板－纤维蛋白血栓的形成，减少血管内皮表面白色血栓的沉积

增加脑血管反应性，这种增加可以减少蛛网膜下腔出血后血管痉挛的发生率，增加动脉病变引起的脑梗死患者的脑血流量

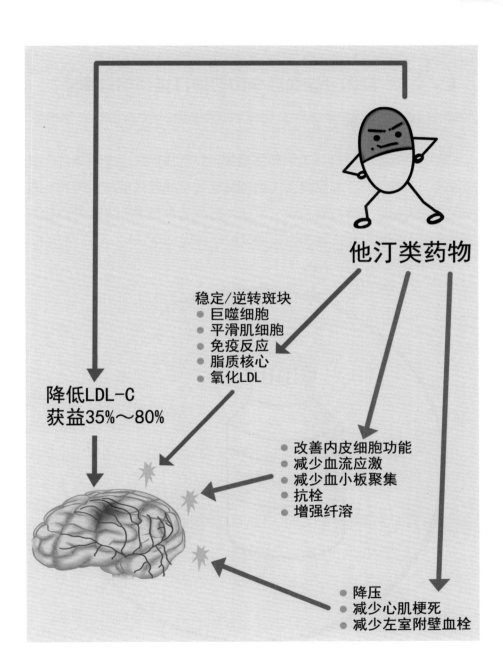

他汀类药物

稳定/逆转斑块
- 巨噬细胞
- 平滑肌细胞
- 免疫反应
- 脂质核心
- 氧化LDL

降低LDL-C
获益35%～80%

- 改善内皮细胞功能
- 减少血流应激
- 减少血小板聚集
- 抗栓
- 增强纤溶

- 降压
- 减少心肌梗死
- 减少左室附壁血栓

08. 常用于缺血性卒中的他汀类药物有哪些?

常用的他汀类药物分为**天然化合物**(如洛伐他汀、辛伐他汀、普伐他汀、美伐他汀)和**完全人工合成化合物**(如氟伐他汀、阿托伐他汀、西立伐他汀、罗伐他汀)。他汀类药物是最经典和有效的降脂药物,被广泛应用于治疗高脂血症诱发的缺血性卒中。

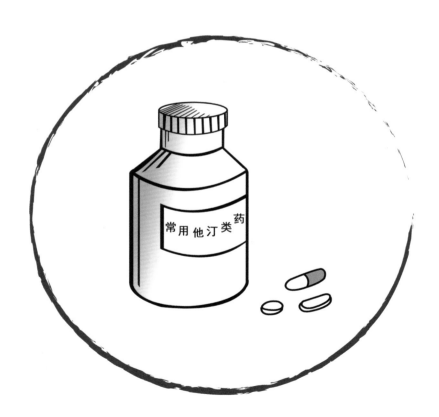

Q9. 血压正常还需要服降压药吗？

　　为了预防脑卒中，一直服用降压药，那么血压正常了还需要继续服用降压药吗？一般来说，大部分高血压是**原发性高血压**，只要高血压病诊断明确，开始药物治疗以后，治疗的目标是将血压控制在正常范围内，其目的是防止由血压长期升高导致脑卒中等疾病。因此，**服用降压药将血压控制正常时不能轻易停药，除非有严重的并发症，可以根据血压控制情况及病情调换药物，增减用量。**

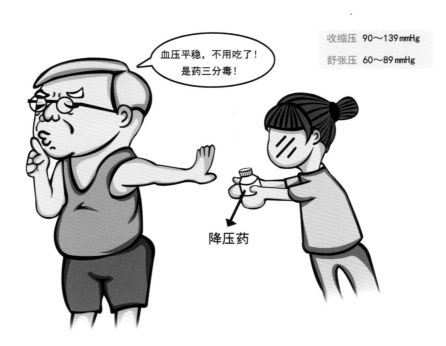

收缩压　90～139 mmHg

舒张压　60～89 mmHg

血压平稳，不用吃了！
是药三分毒！

降压药

10. 脑梗死患者的用药注意事项有哪些?

（1）服用抗血小板聚集药物的注意事项

常用的抗血小板药物有阿司匹林、氯吡格雷、双嘧达莫等，抗血小板治疗能降低既往有脑卒中的患者再次发生缺血性卒中的概率。但是一定要注意这类药物容易引起胃肠道不适及出血，服用期间应密切关注该类药物的不良反应。

（2）服用阿司匹林肠溶片的注意事项

阿司匹林肠溶片应在餐前空腹服用，其不会对胃黏膜产生刺激，若餐后服用，某些食物会将胃内的酸碱环境改变，导致阿司匹林在

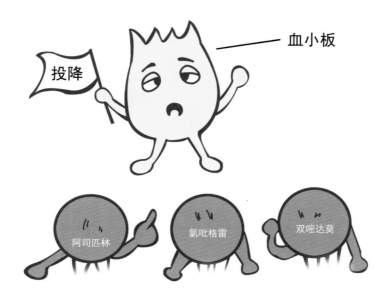

胃内崩解，从而产生不良反应。阿司匹林在一天中任何时间段使用均可抑制环氧化酶，从而发挥抗血小板聚集作用，因此该药的服用时间对药效无影响，但需要在每天的固定时间规律服用。

阿司匹林

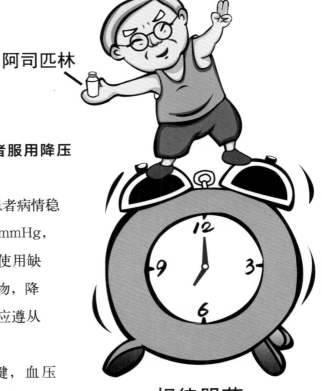

规律服药

（3）缺血性卒中患者服用降压药的注意事项

缺血性卒中后，如果患者病情稳定，血压持续 ≥ 140 / 90 mmHg，没有其他禁忌证，可恢复使用缺血性卒中前服用的降压药物，降压药物种类和剂量的选择应遵从医生建议。

保持血压平稳是关键，血压剧烈波动会加重对心脑血管的损害。由于忽高忽低的血流对血管内壁有冲击力，导致血管内皮损伤，引起内皮功能紊乱，使全身血管损伤处脂质沉积、斑块逐步形成，血管壁发生炎症反应，导致动脉粥样硬化，从而增加心脑血管疾病的发生。所以，如果在降压药的控制下血压正常，不建议停止降压药物，否则会造成血压的波动，加重血管的损害。

11. 服用华法令的注意事项及检测凝血指标的时间是什么？

如果您现在正在服用华法令，同时又需要服用另一种新药包括非处方药、中草药、维生素或者其他药物，应咨询医生的意见。很多药物可影响华法令的疗效，使国际标准化比值（INR）过高或者过低。常见的药物包括布洛芬、萘普生，可增加抗凝效果使出血的风险增加。

酒精可影响华法令的代谢，服用华法令的**患者应避免饮酒**，饮酒可增加出血的风险。有些食物也会影响华法令的代谢，**大量摄入富含维生素 K 的食物可使 INR 降低**，增加了血栓形成的风险，如一些绿叶菜如菠菜、生菜、西兰花等富含维生素 K。但是并不是说不能服用这些食物，只要保证每周摄入基本固定量的维生素 K 即可。

由于华法令与许多食物和药物又相互作用，因此**华法令最好在晚上固定时间服用（如晚上 8 点）**。

华法令治疗的目的是减少血栓的形成，但并不是完全阻断凝血过程。因此，有效应用华法令应监测 INR，使其在一个有效的目标范围内。服用华法令**应最少每个月检测 1 次 INR，必要时两周检测 1次**。因为 INR 太低，无法有效地防止血栓形成；INR 过高，出血的风险将增加，因此需要经常监测 INR。

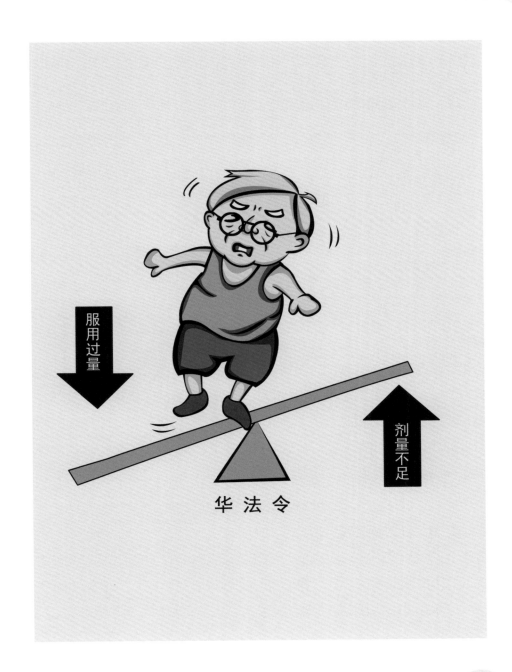

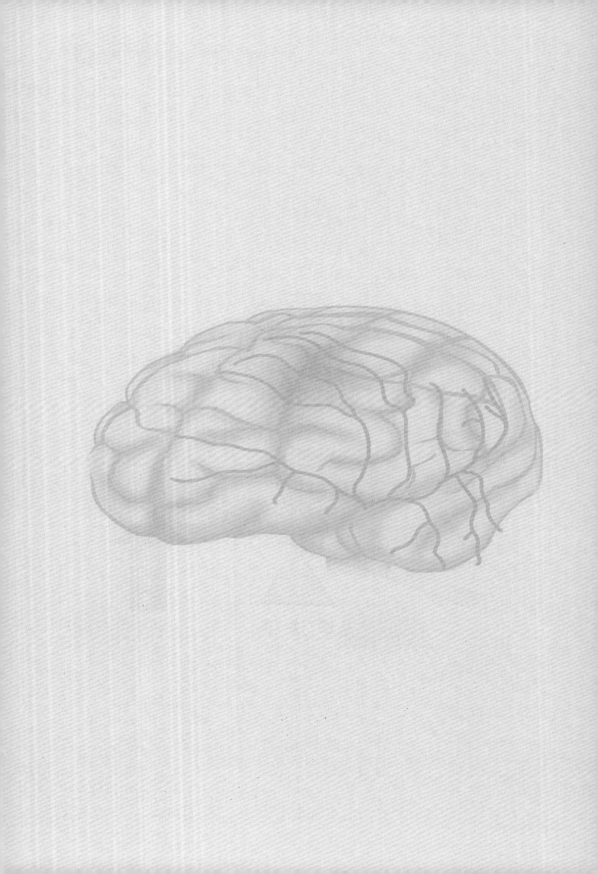

PART 2

脑卒中并发症的护理

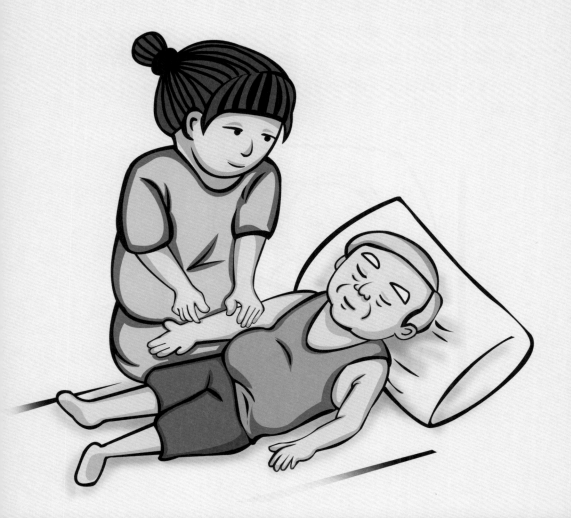

01. 脑卒中后偏瘫患者可能出现哪些并发症？

褥疮、肺部感染和泌尿系统感染，被视为脑卒中后偏瘫患者最常见的三大并发症。

（1）褥疮

瘫痪肢体由于运动和感觉障碍，局部血液循环差，若压迫时间较长，很容易发生褥疮。褥疮的危险因素有许多，其中主要因素有昏迷、瘫痪、脱水、高龄、营养障碍、大小便失禁等。具有上述危险因素的患者，更应注意积极采取预防措施。翻身间歇解除压迫，是预防褥疮的关键。

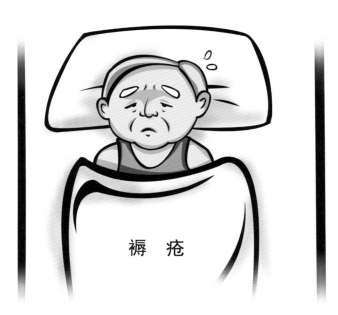

褥疮

（2）肺部感染

瘫痪伴昏迷者咳嗽反射及吞咽反射减弱或消失，口腔分泌物或呕吐物可误吸入肺内，并带进致病菌，在抵抗力低时可引起吸入性肺炎。痰液不能自行排出及吸痰管不洁是造成肺炎的又一因素。长期处于某一被动体位痰液堆积在肺底，可造成坠积性肺炎。治疗和护理肺部感染患者要做到早诊断、早预防，保持呼吸通畅，多翻身，勤叩背，及时吸痰、吸氧，做好口腔护理。对于患球麻痹、意识障碍的患者，可采用鼻饲方法，防止吸入性肺炎的发生。

咳 嗽

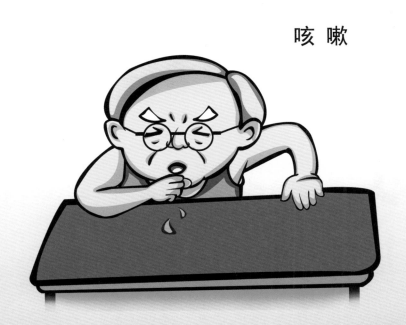

（3）泌尿系统感染

瘫痪合并尿潴留或尿失禁者易导致泌尿系统感染。尿潴留本身易发生感染，而留置导尿、膀胱冲洗等，若不严格无菌操作时，亦可引起感染。合并尿失禁者长期浸泡会阴部，应及时更换裤子、尿布，否则容易造成泌尿系统感染。此外，注意会阴部的清洁及严格按照无菌技术执行是预防泌尿系统感染的重要措施。

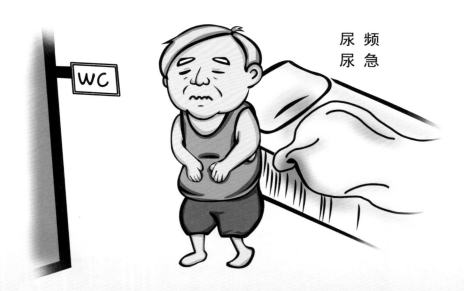

尿 频
尿 急

（4）其他

摔伤，在不完全性瘫痪的患者中较常见，有一定精神症状和意识不清的患者也容易发生；全身营养不良，是由于营养摄入不足所致，常见于伴有延髓麻痹的患者；睡眠颠倒错乱，即白天多睡，晚间少睡，这是由于生活习惯、生物钟颠倒错乱所致。

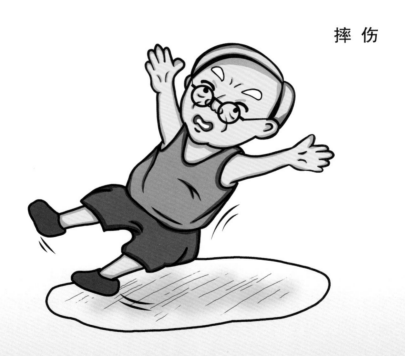

摔　伤

02. 脑卒中患者突发手肿胀疼痛怎么办?

脑卒中患者常在卒中发生后的 1 ~ 3 个月内突然出现手背肿痛, 这主要是由于手腕长时间弯曲受压、过度牵拉或意外损伤等原因所致, 医学上称为肩 - 手综合征。

如何治疗肩 - 手综合征呢?

保持良好的坐姿、卧姿, **避免手长时间处于下垂位。**

患侧上肢的被动活动。 在不引起疼痛的前提下, **小心进行患侧肩、前臂、腕、手背的被动活动,** 防止关节萎缩。

患侧上肢的主动活动。 鼓励患者做主动活动, 即使患侧上肢完全瘫痪, 也应尽力而为。 例如, 患者在仰卧位时, 利用健侧上肢使患侧上肢保持上举姿势; 在家属的帮助下, **进行力所能及的抓握活动, 如拧毛巾、抓握木棒等。** 但在疼痛和肿胀消除之前, 不要做伸肘的负重活动。

向心性压迫性缠绕法。 通常用直径 1 ~ 2 毫米的线绳由手指尖向手指根缠绕, 在指尖处做一小环; 然后快速有力地向指根部缠绕, 直到不能缠绕为止; 缠完后, 家属立即从指尖绳环处迅速拉开缠绕的线绳。 每个手指都缠绕完一遍后, 最后缠手掌。 四指并拢, 在四指根部做一小环, 然后从四指根部向手腕处缠绕, 到达拇指根部时, 使拇指收于手掌内, 连同拇指根部一并缠绕, 直至手腕处。

冰水疗法。 冰与水按 2 : 1 混合放在容器里, 将患者的手浸泡 3

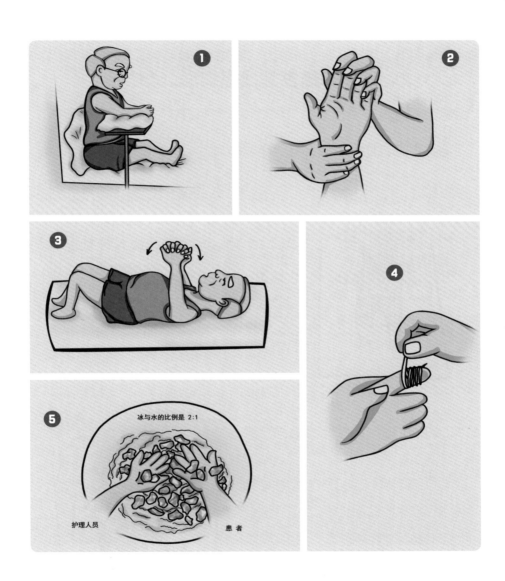

次，每次约 3 秒钟，两次浸泡之间有短暂间隔。家属的手一同浸入，以确定浸泡的耐受时间，避免冻伤。

03. 脑卒中患者偏瘫肩痛怎么办？

脑卒中患者偏瘫肩痛家庭治疗方法如下：

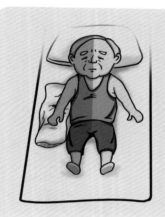

①仰卧位，患侧肩胛骨下垫一枕垫使之前屈，患侧上肢稍微外旋，肘臂伸直，前臂外旋，手腕和手掌处于平伸状态。

②健侧卧位，患侧肩胛骨充分前屈，肩关节屈曲90°～130°，肘臂伸展，前臂中间位，手腕和手掌处于平伸状态，前臂下垫一枕垫。

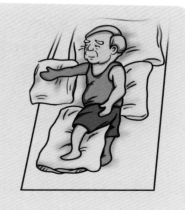

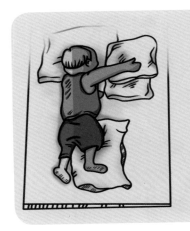

③患侧卧位，患侧肩胛骨充分前屈，患侧肩关节屈曲90°～130°，肘臂伸展，前臂中间位，手腕和手掌处于平伸状态。

以上体位可以很好地预防和缓解偏瘫肩痛。**对于同时伴有痉挛的偏瘫肩痛者，可先仰卧位，然后逐渐转为侧卧位。**患者开始侧卧位时，可每15分钟翻身1次，或直至患者感到疼痛后再翻身，以后逐渐增加侧卧位时间。

活动肩胛骨。肩胛骨的活动可以由治疗师或患者家属帮助完成。治疗人员一手放在患者患侧胸前，另一手放在肩胛骨下部，然后双手夹紧并上下左右活动肩胛骨。另一种方法是治疗人员将一手放在患侧肩前部，另一手放在肩胛骨靠近脊柱缘下部，

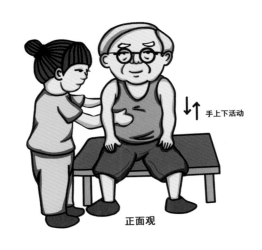

手上下活动

正面观

按住肩胛骨并用力向上、向侧方平拉，减轻使肩胛骨下降、内收和向下旋转的肌肉痉挛。

降低患侧肩关节周围肌肉的张力。 治疗人员帮助患者坐位时重心向患侧转移，重点是牵拉身体患侧，抬高患侧的肩膀，抑制肌肉痉挛。患者坐位，双手十指交叉（可使上臂外旋，同时使患侧手指外展，以缓解痉挛）向前，双肘伸展，身体尽量前倾，使双上肢前伸，通过双手触脚或推前面的大球、桌面上的毛巾等动作逐渐抬高上肢，以促进肩关节前屈。

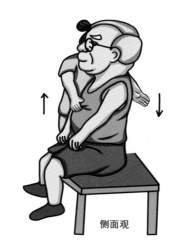

侧面观

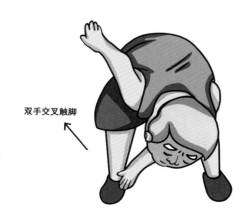

双手交叉触脚

04. 怎样辨别脑卒中患者褥疮的程度?

　　褥疮常发生在长期卧床患者的骨头凸起部位。**根据褥疮的表现可将其分成淤血红润期、炎症浸润期、浅层溃疡期和坏死溃疡期 4 期或 4 度。**

Ⅰ 度褥疮（淤血红润期）	局部皮肤各层均有急性炎症反应，伴有不规则、界限不清的软组织肿胀、硬结和发热，这些改变仅限于表皮，为可逆性。
Ⅱ 度褥疮（炎症浸润期）	局部红肿浸润扩大、变硬甚至达皮下脂肪，皮肤为紫红色，常在表皮下有小水疱，患者有疼痛感觉。
Ⅲ 度褥疮（浅层溃疡期）	局部溃疡组织周边部位红肿、发硬，局部感染侵入皮下脂肪，有分泌物和坏死组织。
Ⅳ 度褥疮（坏死溃疡期）	肌肉有坏死，有的已露出韧带和骨骼，坏死的组织呈黑色，有臭味，脓液较多，严重者引起脓毒血症。

05. 脑梗死并发肺部感染怎样护理？

　　脑梗死患者合并肺部感染时应积极有效及时地处理，否则会使病情加重，引起呼吸衰竭，甚至导致多脏器功能衰竭而死亡，对于脑梗死已经发生肺部感染者护理方法如下：

　　一般处理。头部抬高，保持室内空气清新，保持呼吸道通畅，按时翻身叩背，协助排痰，对昏迷者应给予鼻饲，防止误吸，发生呕吐者应采取侧卧位，及时清除口腔、呼吸道分泌物及胃内容物，对卧床患者及时翻身，按摩受压部位。

　　加强护理。减少口咽部细菌的吸入，及时吸出口咽部分泌物，根据口腔 pH 选择口腔清洁液（生理盐水、过氧化氢、2% 碳酸氢钠、2% 硼酸）；鼻饲时将头部抬高30°～40°，肠鸣音消失时应停止喂食，防止胃内容物反流吸入气管，适量应用胃肠动力药物；气管切开者注意固定外套

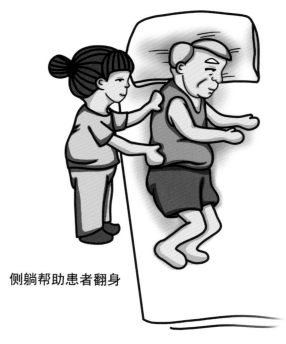

侧躺帮助患者翻身

管，内套管保持清洁，每 6 小时消毒 1 次，气管套口用 2 层无菌纱布覆盖，以保持气管内湿润，定时翻身叩背，每次吸痰前先湿化气管，以防止分泌物干燥；气管内定时滴药，每次 3 ～ 5 毫升；每日饮水 3000 毫升以上。

合理使用抗生素。医生应根据病原选用对细菌敏感的抗生素，如果没有病原学资料，可根据经验选择广谱强力抗生素，如二、三代头孢菌素。 体温维持在正常范围 5 天左右，血常规正常，肺部感染症状消失可考虑停药。

06. 脑卒中并发泌尿系统感染如何护理？

泌尿系统感染是脑卒中患者常见的并发症，即使度过危险期也常伴有更长的恢复期，所以要加强护理。

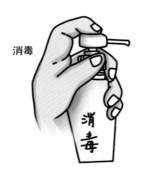

消毒

一般护理。 卧床期间，保持床铺清洁，每 2 小时翻身或变换体位，或使用气垫床，减少局部受压。 对留置导尿的患者，要鼓励多饮水，并做好会阴部清洁，每日更换尿袋，每日 2 次用新洁尔灭消毒尿道口，每周更换 1 次尿管。

尽量不插尿管。 脑血管病患者如果无尿潴留，应耐心训练患者，利用生物反馈、药物治疗等排尿。 切不可图方便放置导尿管，坚持用消毒液清洗尿道口，每天 3 ～ 4 次。 男性可用包绕阴茎的外收集器，经收集管流入引流袋。

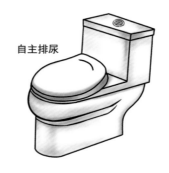

自主排尿

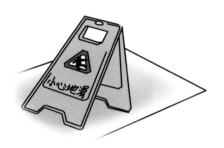

保持外阴清洁。 老年女性患者要注意定时清洗外阴，勤换内裤，预防逆行感染；同时，对有尿急、尿频的老年人，要注意排尿安全，以防摔伤。

给予足够的水分。 急性泌尿系统感染患者要补充足够的水分，一般尿量应达到1500 ～ 2000毫升；多饮水，经口饮水受限时，可从静脉补充。

多喝水

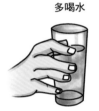

及时检查。 对迁延不愈的患者，应及时做尿路影像学检查，以确认有无尿潴留、尿路梗阻、膀胱输尿管反流等尿路异常情况。

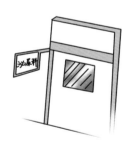

控制血糖。 糖尿病可加重尿路感染，甚至导致肾功能损害，糖尿病血糖控制差者尿路感染的发生率高。控制血糖不仅可以减少尿路感染的发生，还可以提高机体的免疫力，改善尿路的内环境，促进尿路感染治愈。

血糖仪

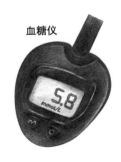

07. 脑卒中患者排尿障碍怎么办？

脑卒中患者常出现排尿障碍，其中最多见的是排尿困难（如尿潴留）和尿失禁。那么这两种情况出现后该怎么办呢？

（1）尿潴留的处理

刺激排尿。 在膀胱区热敷，并听水流声，或按摩膀胱区。先按顺时针方向按压腹部耻骨上膀胱区数次，再按逆时针方向按压数次，反复进行，直至排尿为止，此法对逼尿肌、括约肌反射较弱或无反射效果较好。

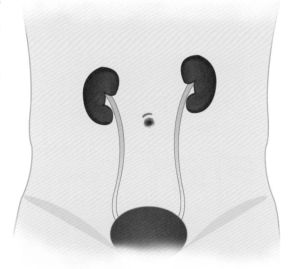

针灸。 针灸治疗脑卒中患者排尿障碍疗效较好，可选择三阴交、膀胱俞、列缺、太溪、太冲等穴位。注意：切不可自行在家中进行针灸操作，应到医院或正规中医诊所就诊。

导尿。 膀胱排空不好、残余尿量多的脑卒中患者可采用间歇导尿法，男女均可。间歇导尿法简便、安全、并发症少，一般不会出现尿道黏膜损伤。开放式导尿易发生膀胱肌萎缩，影响膀胱功能的恢复，

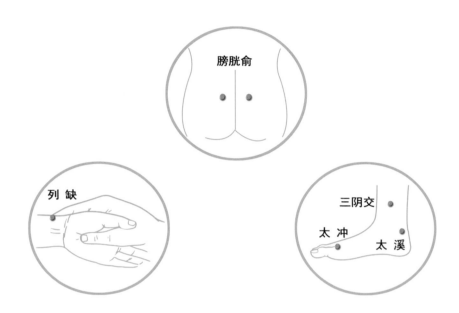

甚至造成严重后果，不宜长时间应用。定期开放式导尿是指用夹管夹住导尿管，每 4 ～ 6 小时开放 1 次导尿管，构成一个人工膀胱，不仅扩张充分，而且有利于收缩良性反射的建立，防止了膀胱失用性萎缩。务必注意：尽早拔出留置导尿，防止合并泌尿感染。

（2）尿失禁的处理

每 3 ～ 4 小时按揉膀胱 1 次，每次按揉都可能排出一些尿液。

男性患者可以用阴茎套带橡皮管集尿，将阴茎套的套口用胶布固定在阴茎上，下端剪个小孔插入橡皮管，并用胶布将橡皮管与阴茎套粘牢，小便即可经阴茎套皮管流入盛尿瓶中。但要注意保持清洁，每天更换阴茎套 1 次。女性患者要根据排尿规律，经常主动地用尿盆接尿，及时更换尿布。

08. 脑卒中患者排便障碍怎么办？

便秘是脑卒中患者常常遇到的问题。由于患者长期卧床，肠蠕动减弱，或因腹肌、膈肌、括约肌无力，导致排便力量降低或排便反射消失。部分患者可能是由于突然改变了排便姿势，由患病前的蹲位、坐位，被迫变为仰卧位或侧卧位，以及在排便时缺乏隐蔽性、感到不习惯等，是造成脑卒中患者便秘的常见原因。脑卒中患者出现大便干燥，对急性期出血性卒中患者的病情是不利的。**由于患者在排便时用力，会导致血压增高，诱发再次出血，加重脑水肿。**应针对病因积极采取措施，使患者大便通畅。**鼓励患者做床上运动，按摩腹部，以增加肠蠕动。**

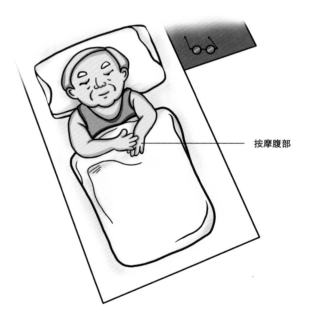

按摩腹部

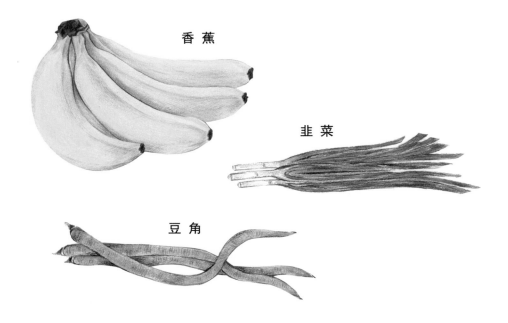

香 蕉

韭 菜

豆 角

　　多食用含纤维素较多的食物，如香蕉、豆角、韭菜等。每天要给予足够的水分及少量的蜂蜜，对改善便秘有较好的疗效。

　　每天给予液状石蜡 30 毫升润滑肠道，如有便意，粪便位于直肠，还可用开塞露 1 ～ 2 支注入肛门或一块拇指大小的软肥皂塞入肛门。

　　特别顽固者应灌肠治疗。用 40℃的温生理盐水 1000 毫升加入少量的肥皂水，放入灌肠筒，使患者侧卧于床边，臀下垫一块塑料布，在橡皮管前端涂少量石蜡油，排空管内空气，将橡皮管缓慢插入肛门10 ～ 15 厘米，然后抬高灌肠筒，开放管夹，让液体流入肠内，拔出橡皮管，塞一块卫生纸或纱布于肛门处，嘱患者尽量保留灌肠液，准备便盆。

09. 怎样预防下肢深静脉血栓?

禁烟，以免尼古丁刺激血管导致血管收缩。

保持大便通畅，以减少因用力排便、腹压增高而引起的下肢静脉血回流受阻。

外部气体加压器械是应用最广泛的方法，可用于卧床期的患者。

下肢肌肉功能性电刺激有利于深静脉血栓的预防。

下肢抬高和长筒袜（至股部）是预防深静脉血栓的简单方法，但其效果不明显。

偏瘫患者输液时，应尽量选择在健侧，同时避免下肢输液，因为下肢静脉血栓的发生率是上肢的 3 倍，避免静脉注射对血管有刺激性的药物，避免在同一静脉进行多次穿刺。穿刺部位如出现炎症反应应立即重新建立静脉通道。必要时可采用留置套管针，尽量减少扎止血带的时间，减轻对局部和远端血管的损伤。

进行肢体的主动、被动活动。不能下床者，应鼓励并督促患者在床上主动屈伸下肢做趾屈和背屈运动，内、外翻运动，足踝的"环转"运动。同时，被动按摩下肢腿部比目鱼肌和腓肠肌，以促进血液循环。避免膝下垫枕和过度屈髋，以免影响小腿血液循环。

小剂量应用肝素可使深静脉血栓发生率从 75% 降到 12.5%。

10. 如何治疗下肢深静脉血栓？

　　治疗下肢深静脉血栓形成的主要目的是预防肺栓塞，特别是病程早期，血栓松软与血管壁粘连不紧，很容易脱落，应采取积极的治疗措施。

　　（1）非手术疗法

　　卧床休息和抬高患肢：需卧床休息 1 ～ 2 周，使血栓黏附于血管内膜，减轻下肢局部疼痛，促使炎症反应减轻。在此期间，避免用力排便以防血栓脱落导致肺栓塞。患侧肢体抬高需高于心脏水平，离床 20 ～ 30 厘米。开始起床活动时，需穿弹力袜或弹力绷带，适度地压迫下肢浅部神经，以增加静脉血液回流量，并维持最低限度的静脉压，避免下肢水肿发生。

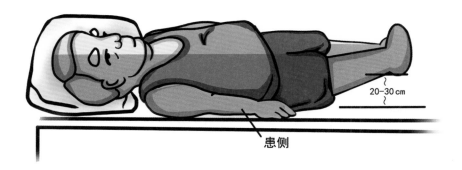

20～30 cm

患侧

使用抗凝药： 普通肝素或低分子肝素抗凝 3 天（5000 U，皮下注射，每天 1 次），同时加用华法令治疗，3 天后停用肝素。华法令维持抗凝治疗 3 ～ 6 个月，注意检测 INR（维持 2 ～ 2.5，国外推荐 2 ～ 3，但是国内会议一般推荐 2 ～ 2.5），并调节华法令用量。

溶栓： 急性深静脉血栓形成或并发肺栓塞，在发病 1 周内可使用纤维蛋白溶解剂（链激酶、尿激酶）治疗。如早期使用，可加速血栓溶解，有利于保护静脉瓣，减少后遗的静脉功能不全。

其他药物： 中分子量或低分子量右旋糖酐静脉滴注，是治疗急性深静脉血栓形成的辅助药物，现已被广泛应用。

（2）手术

下肢深静脉血栓形成，一般不做手术取栓。但对于广泛性髂股静脉血栓形成伴有动脉血供障碍而肢体趋于坏疽者，则常需手术取栓。

PART 3

脑卒中患者的康复护理

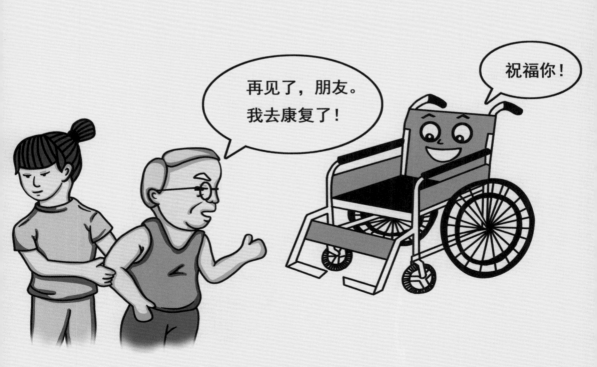

01. 哪些患者适合家庭康复训练？应注意哪些问题？

哪些患者适合家庭康复训练？

全身情况较好，安静状态下脉搏低于120次／分，收缩压＜195 mmHg，舒张压＜120 mmHg。无心慌、气短、嘴唇发紫、下肢浮肿、心脏疼痛。**能理解家属说的话，并能按照家属的指导行动。**有康复欲望，能控制自己的情绪，不存在认知障碍。

家庭康复训练应注意哪些问题？

开始康复训练的时间越早越好。一般来说，**只要病情稳定，就可以开展康复训练。**如果并发其他疾病，如心肌梗死、上消化道出血、肺部感染、肾功能不全等，则应在医务人员的指导下进行训练。

运动量不宜过大。**训练强度要由小到大，使患者有一个适应的过程。**训练频度至少每周 2～3 次，最好每天 1～2 次，每次约30分钟。如果安静时脉搏＞120次／分，收缩压＞180 mmHg，有心绞痛或严重心律失常或感冒等，应暂停训练。如果患者经过一天的训练，休

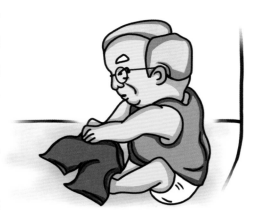

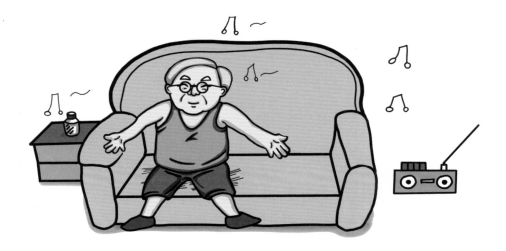

息一夜后仍感疲劳，脉搏数仍高于平日水平，则表示运动量过大，应适当减量。

结合日常生活进行训练。 **鼓励患者减少对家庭的依赖，提高独立生活能力**，如穿衣、梳洗、进食等。

注意日常保健。 按时服药，规律起居，**保持平和的情绪和开阔的胸怀**。 多食高纤维素食物，保持大便通畅，避免劳累。 不穿过紧过小的衣服，以免影响血液循环和肢体活动。

运动后一定不要进行热水浴，以免导致血液进一步集中于外周，使血压突降，诱发心律失常等。

02. 吞咽困难的脑卒中患者如何进食?

应选择密度均一、具有适当黏性、不易松散和变形、不易在黏膜上残留的食物。

进食时一般先少量(3～5毫升)试着咀嚼,然后再慢慢增加每次的进食量。 偏瘫患者往往由于舌、咽、喉等部位的肌肉麻痹或不协调,而出现吞咽困难、呛咳,这就必须采取正确的进食姿势。

坐位进食方法: 患者端坐于桌前,头颈部垂直于桌面,躯干挺直,患肢放于桌上。

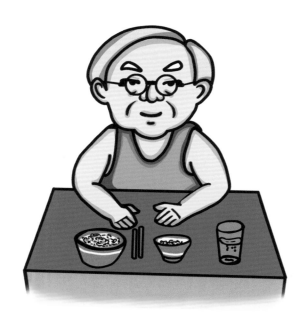

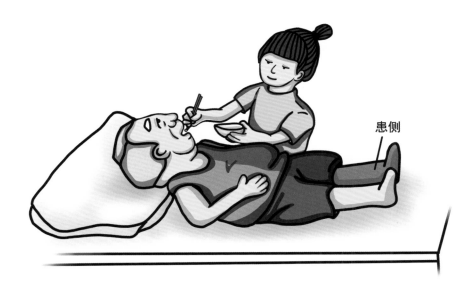

患侧

卧位进食方法： 如果患者处于卧床期，进食时家属应位于患者患病一侧，患者头偏向患病一侧。由于患侧咀嚼能力差，家属应将食物送入患者口腔后部，以利于其进行吞咽。

03. 简单易学的床上肢体康复动作有哪些?

(1) 桥形活动

患者保持仰卧姿势,两膝盖弯曲并拢,两脚平放于床上。双手伸直,掌心朝下,平放于身体两侧。用手臂及腰背部的力量将臀部抬起。如果瘫痪肢体力量不够大,不能单独完成膝立姿势,完成这个动作有困难时,可由家属帮助患者完成,家属一手按住患者双脚,一手扶住患者两膝盖,患者即可将臀部抬起。

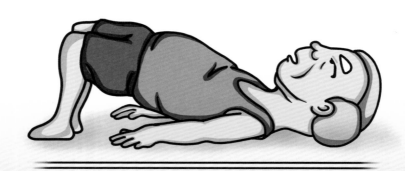

（2）躯干活动

患者保持仰卧姿势，两膝盖弯曲并拢，两脚平放于床上。头肩向左，两腿和臀部向右。头肩向右，两腿和臀部向左。重复此动作，使得躯干部得以活动。

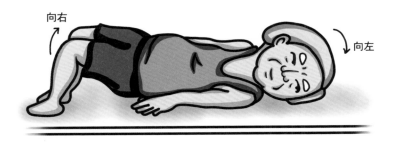

（3）主动辅助运动

脑卒中后，随着身体情况的好转，患者可在床上做主动辅助运动。双手十指交叉做肩肘关节的上举、伸展运动。

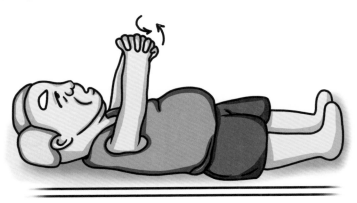

04. 瘫痪患者关节被动活动注意事项有哪些？

　　患者开始关节被动活动时应保持舒适的姿势，四肢和躯干充分**放松**。关节被动活动的顺序应从靠近身体的近端肢体到远离身体的远端肢体。关节在进行被动活动时，要把近端肢体固定或支托好，

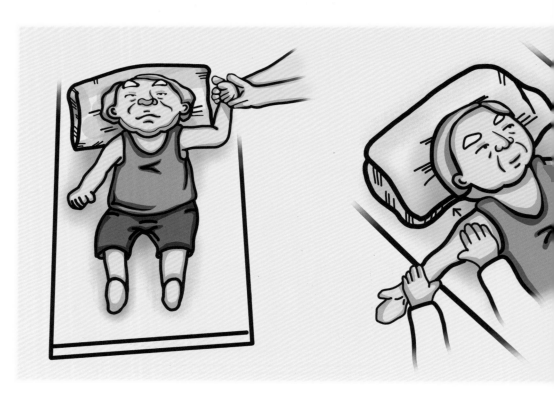

以便远端肢体能够进行充分活动。 支托或抓握肢体的手应尽可能靠近被动活动的关节，在活动中可对关节进行轻微地牵拉，结束前应对关节实施轻微地挤压。 **动作一定要缓慢、柔和、平稳，**活动范围逐渐加大，切勿用蛮力活动关节，以免造成新的损伤或引起反射性痉挛。 **关节被动活动一般应在无痛区域内进行。** 加大关节活动范围时，可能会出现酸痛或轻微疼痛，应以能忍受、不引起肌肉反射性痉挛为度。

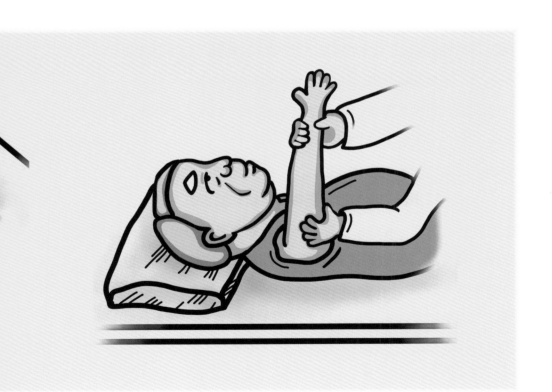

05. 脑卒中患者错误的康复方法有哪些？

（1）促进脑卒中患者原有的异常运动模式

如脑卒中患者患肢的运动模式尚处于共同运动阶段，上肢呈共同屈曲运动模式、下肢呈伸展共同运动模式时，如果做上肢屈曲牵拉及下肢直腿抬高的训练均会增强患者异常运动模式，抑制分离运动肌正常运动模式的出现。这类错误在我国极为普遍，应予以纠正。

（2）不适当的刺激会加重已经增高的肌张力

脑卒中时患肢肌张力增高是其恢复过程中的一个阶段，但过度增高是有害的，会阻碍其向分离运动阶段发展。此时，任何可促使肌张力增高的刺激都不应该发生。

（3）过早步行训练导致膝反张及棒状划圈步态

脑卒中患者下肢瘫痪不能行走时，**如果要做行走训练必须具备独立坐、独立站、独立行走的条件。**也就是说按坐起→站立→行走这一顺序进行训练。在我国不少脑卒中患者不具备自己独立站立 3 分钟以上能力时，即由家属扶着或两个人左右夹着练"步行"。这不仅达不到行走目的，反而产生膝反张及棒状划圈步态。

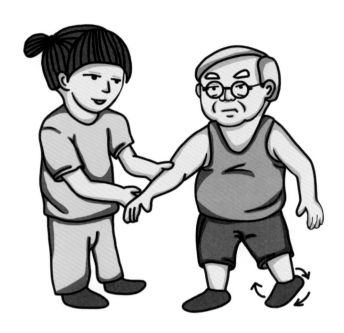

（4）肌力训练代替运动、协调训练使异常运动模式加强

　　脑卒中患者仅训练患肢肌力不能从根本上治疗肢体瘫痪。 如仅训练患肢肌力，反而促进原来存在的异常运动模式加强，阻碍运动控制能力、协调能力、精细技巧能力的恢复。

06. 脑梗死患者急性期的康复措施有哪些？

急性期康复治疗的时间一般在患者生命体征稳定、神经学症状不再发展后 48 小时开始。这时候只需要求患者具备初步的交流能力及对痛有反应即可，具体措施如下：

（1）用气垫床预防褥疮，每 4～6 小时翻身 1 次，或采用蛋篓型泡沫塑料硬床垫，每 2 小时翻身 1 次，注意观察皮肤是否有褥疮。

（2）注意保护足跟、肘关节和骶尾部等骨头突起处。

（3）用防垂足夹板防止跟腱挛缩，用枕头防止下肢外旋。

（4）麻痹肢体可以进行被动关节活动，在患者昏迷、完全偏瘫或其他原因无关节自主运动时，应采取维持关节活动度的被动运动。活动关节由大到小，活动幅度由小到大。动作轻柔切忌粗暴，并配合抗痉挛模式的运动，如肩外展、肩外旋、肘伸展、前臂旋后、腕背伸、指伸展及伸髋、屈膝、踝背伸的运动。

（5）一旦患者神志清醒、生命体征稳定，体力有所恢复，应首先开展床上翻身活动，以减少伸肌痉挛的发生。

①向健侧翻身：仰卧位，双手十指交叉，患手拇指在上，双下肢髋、膝关节弯曲；举起交叉的双手，向健侧摆动，借助惯性翻向健侧；必要时治疗师一手扶住患侧臀部，另一手扶握患足，帮助患者转动骨盆或肩胛。

②向患侧翻身：仰卧位，举起交叉的双手，先向健侧偏，再向患侧摆动，借助惯性，翻向患侧。 因为可以充分利用健侧上、下肢，所以几乎不需要辅助。

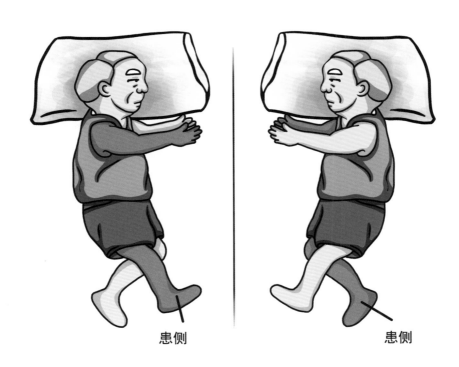

患侧　　　　　　　　　　　　患侧

07. 脑出血患者锻炼的原则是什么?

脑出血患者锻炼的原则如下:

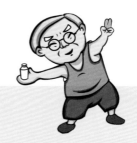

早期开始,先主动,后被动

瘫痪肢体各个肌肉、关节都要锻炼到,不能过分劳累,要在患者能承受的范围内

重视对患者的心理治疗

重视预防深静脉血栓的形成

急性期生命体征平稳后即可进行活动与锻炼,脑出血后 7 ～ 14 天可进行活动与锻炼

08. 怎样训练瘫痪侧面部？

　　患者吸气鼓腮，使气体保持在面颊部，而后**两侧交替鼓腮**。必要时家属可在鼓起的面颊部用手指给予一定的压力，以增强训练的效果。让患者**皱鼻子**，家属把食指放在患者鼻子两侧帮助运动。熟练之后，应在其他部位保持不动的情况下做快速皱鼻运动。家属可以用冰块或用电动牙刷背面刺激患者的口唇和颊部，从侧面向中间运动。**振动和冰块摩擦刺激，可以增强感觉并有助于面颊部张力的正常化。**

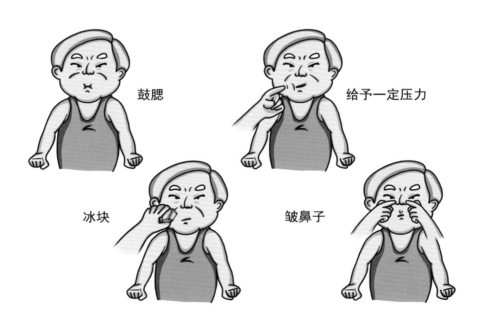

鼓腮　　　给予一定压力　　　冰块　　　皱鼻子

Q9. 家属如何帮助脑卒中患者进行语言和交流障碍康复？

　　语言障碍是脑卒中的常见症状，患者可以表现为表达困难，也可能表现为不理解别人的话，阅读或书写困难。**对于语言障碍的脑卒中患者，家属或周围的人应多多与患者进行交流**，不但可以减少患者的孤独感，满足患者想要交流的愿望和需求，还能帮助其恢复语言功能。日常生活中，还可以通过以下方法训练患者的语言功能。

　　在与脑卒中患者进行交流时要有耐心，可以试着减慢语速，重复语言，有时可能需要通过手势等方法进行交流。**应给予患者更多的鼓励、表扬，增强其表达的自信。**在交流过程中，有时可以对部分字、词的错误进行矫正。

　　刺激疗法，即对各种感官进行言语刺激，如要学会"苹果"二字时，可以将"苹果"两个字写出来，或者读出来，来呈现苹果，最后还可以通过尝尝苹果味，来刺激感觉器官，这样多感官刺激，重复刺激，加上足够的听刺激，可以使者更好的练习交流。

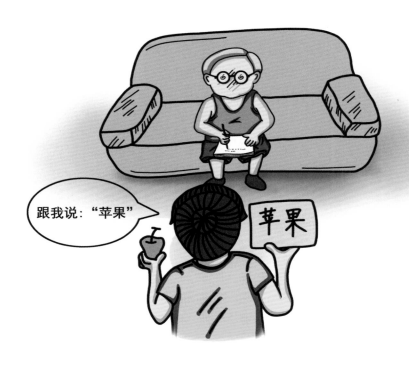

　　还可以从听、说、读、写四个方面来训练患者，由从简洁到烦琐，从容易到困难，从词句、短句到长句，循序渐进。如果患者有构音障碍、找词困难、语句表达障碍、听理解困难、阅读或书写困难等，还可以从这些方面进行训练。

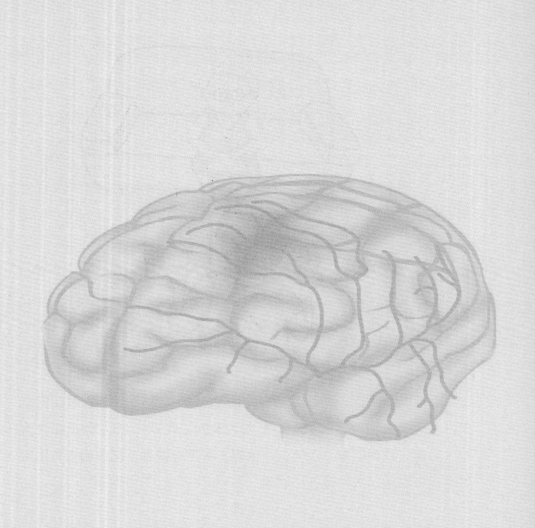

PART 4

脑卒中患者的心理护理及家庭护理技术

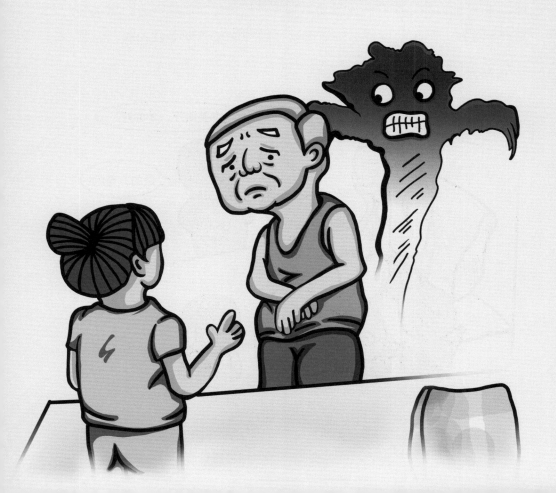

01. 家庭支持对卒中患者有何影响？

有效的家庭支持可以提高脑卒中患者的恢复速度和生活质量，而缺少家庭支持会对患者的康复、生活质量及回归社会产生非常不利的影响。**影响家庭支持的原因主要有病程长短、患者家庭经济状况和婚姻状况。**病程短、家庭经济条件好、已婚且配偶尚在的家庭支持度较好。病程长，并且伴有肢体活动不利或者偏瘫等功能障碍者，更加容易产生烦躁、焦虑、抑郁等负面情绪，同时家属长期受到抱怨，容易

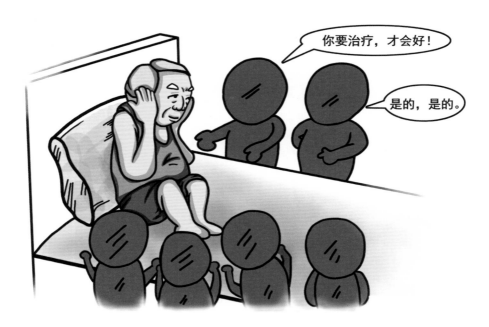

产生家庭矛盾而无法忍受。**家庭经济条件差会使患者对治疗或康复产生厌烦情绪，导致家庭支持度下降。**此外，家庭经济收入较高不仅能保障患者有效的药物治疗，提供各种先进的有利于康复的训练条件，还可以提供必要的家庭康复设施，甚至请专门的护理人员照顾患者。但是，配偶要比儿女或其他亲人更好地深入了解患者的身心健康，家庭支持更好。

02. 卒中后患者会出现哪些情绪障碍？家属该怎么做？

卒中后最常出现的情绪障碍就是抑郁和焦虑。抑郁主要表现为情绪低落（如心情不好、悲观、自我评价低）、兴趣缺乏（对以往喜欢的活动如读书、下棋、看电视等均缺乏兴趣）、乐趣丧失（不能从生活中体验到快乐）。症状较轻的患者可以仅仅是闷闷不乐，有些患者整天沉浸在一些错误的观念中，如"我不应该得脑卒中""从此我就成废人了"等。严重的患者甚至会感到悲痛欲绝，觉得"还不如死了算了"。焦虑的患者常常表现为烦躁不安，情绪激动等。**卒中急性期以焦虑情绪障碍出现较多，抑郁情绪障碍的出现高峰主要在卒中后 3 ~ 6 个月。**卒中后的抑郁与焦虑情绪阻碍了患者的顺利康复，进而影响患者的生活质量。建议家属在理解患者的基础上，能帮助他们改善症状。

（1）重视患者的情绪变化。

（2）家属要增强与患者感情，给予充分的安慰和鼓励，帮助其减少无助感和孤立感，建立自信心。

（3）当患者出现情绪不稳定，甚至失去控制时，家属要保持冷静，接受患者的行为，不要批评患者。

（4）将患者的情绪变化及时与医生沟通，如明确抑郁或焦虑，应接受药物治疗。

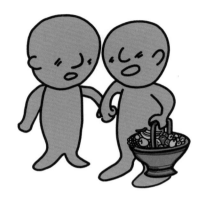

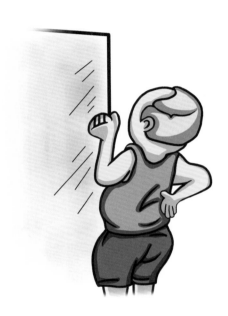

（5）充实患者的生活，征求他们的意愿，如果可以的话，可以带他们到亲友家拜访，或请朋友来探望他们。

（6）鼓励患者做些事情，如听音乐、看电视等，这样不但可以稳定情绪，改善心境，还能提高生活质量。

03. 卒中后抑郁患者的护理技术有哪些？

卒中后抑郁是常见的脑血管病并发症之一。总发病率多在 40%～50%。抑郁症的存在严重影响了患者肢体功能的恢复，良好的护理能够提高患者的心理承受能力，社会适应能力，建立康复的信心，促进肢体功能的恢复，保持患者的自尊和提高生活质量。

（1）心理护理

针对出现不同情绪障碍的患者分析病情，查找根本原因，对患者进行认真的分析和解释，使其了解病情，配合治疗，不能只是简单的安慰，而是应该理解患者的心情，重视患者的心理感受，根据患者的具体情况做深层次的沟通，鼓励患者建立战胜疾病的信心和培养生活

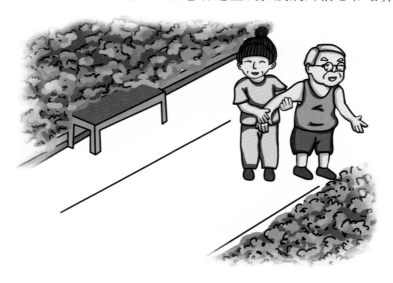

乐趣。 同时做好患者家属的心理指导，尽量满足患者的合理要求。

（2）治疗护理

一旦确诊患者存在抑郁，应该尽量使用药物治疗，以控制病情，可以选用百忧解、米氮平、奥氮平等药物。

（3）康复训练与护理

在督促患者进行常规康复治疗的同时，还应嘱咐患者家属、陪护配合，每日协助患者进行主动的功能锻炼，包括散步、活动肢体，行走、站姿、日常生活的正确姿势的反复训练，以巩固康复治疗的疗效。

（4）生活护理

保持患者居住环境的宽敞明亮，阳光充足，整洁安全，空气清新。 协助患者做好个人卫生。 多观察患者，重视患者的情绪变化，心理波动，注意患者的人身安全。

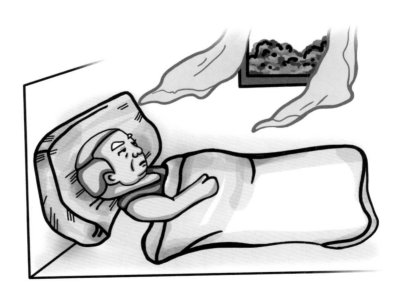

04. 卒中后失语患者的家庭护理技术有哪些?

（1）言语表达训练

在患者面前摆一些图片，家属挑一张图片问"这是什么?"要求患者回答，如果患者不能回答，那么让患者说出物品的功能，还不能回答可提示开头音。 对完全不会说话的患者，首先教他用喉部发"啊"音，也可以让他用嘴吹火柴诱导发音，因为唇音最容易恢复。能发音的患者，可先跟随家属读字和词汇，然后开始独立练习，由容易到困难，由短音到长音。

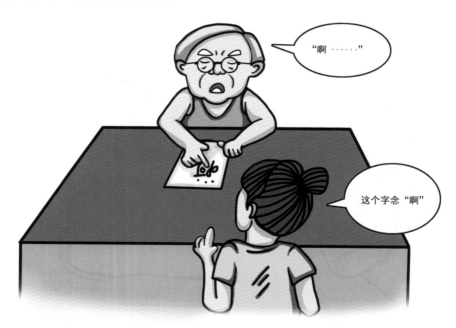

（2）**听理解训练**

对言语辨别、理解困难的患者，要做言语刺激训练，家属展示图片说出物品名称，让患者按家属的口令指图，同时做命名练习，给患者看图片，让其说出名称。

（3）**读解训练**

对伴有构音障碍的患者，要进行发音训练。卡片和图片相匹配，以改善患者的阅读理解能力。

（4）**描述性书写训练**

家属挑选一张图片展示，让患者在卡片上写出图片物品的名称。家属在帮助患者恢复说话功能的过程中，对患者要热情、细心、耐心，要不断地鼓励患者克服困难，最大限度的恢复说话功能。

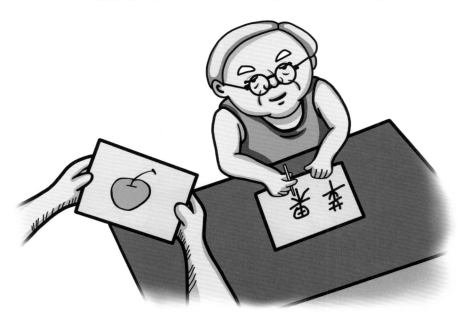

05. 如何为卧床患者翻身？有何技巧及注意事项？

卒中偏瘫者患病的一侧肢体无法自行活动，翻身困难，**如果长期保持一个姿势，容易出现褥疮**，也不利于痰的排出，久而久之就容易造成肺部的感染。因此，为避免上述情况的发生，**每 2 个小时就需要为其翻身、叩背。**

若护理者只有一人，为平躺的患者翻身时，护理者站在床的一侧，先将患者双手交叉放在其胸前，微屈其下肢；然后双手分别托住患者对侧的肩膀和膝盖，使其面向护理者这一侧；最后托住患者肩膀向床头方向移动，摆正身体的位置，并适当调整成舒适的姿势，在患者的背下、腋窝下及两个膝窝处放软枕或海绵。

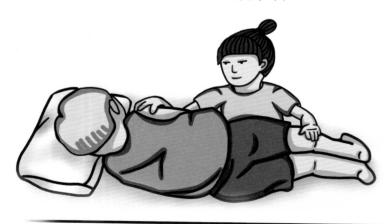

　　两个人同时护理，在翻身时，一个人托住患者肩膀和胸背部，一人托住腰部和臀部，两人同时托起肩、背、腰、臀使其翻身侧卧。为保证安全，在家中最好由两个人来做。翻身后应将床单铺平整，并一直保持清洁、干燥。

　　平躺时把颈部稍稍垫高，以保持呼吸顺畅。侧卧时上半身向前倾，下半身向后倾，两条腿稍弯曲。右侧卧位时，右腿在前，左腿在后；左侧卧位时，则相反。翻身前先帮患者轻叩背部，鼓励多咳嗽、咳痰。神志清晰者，应鼓励患者积极配合翻身。

> **注意事项**
> 翻身前要检查患者所处位置，留出充足的床面空间，以免翻身时发生坠床，造成更大的损伤。
> 翻身时动作要轻柔，避免拖、拉、推。

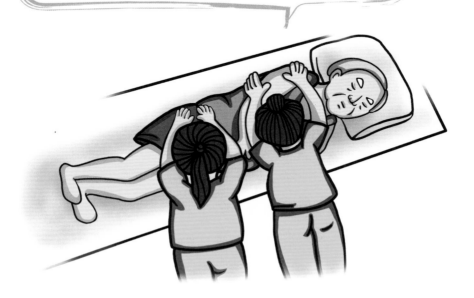

06. 长期卧床患者如何保护皮肤？

长期卧床者常常会出现褥疮，给护理人员带来更多困扰，促进身体血液循环、保持皮肤及床单干燥整洁、补充营养、增强抵抗力都是预防褥疮，保护皮肤的好办法。

（1）减少对身体局部的压力

经常翻身是最直接有效的方法，一般每 2 ～ 3 小时更换 1 次姿势，必要时缩短间隔时间。还可以采用一些防压工具，如气垫圈、气垫床、水床等。

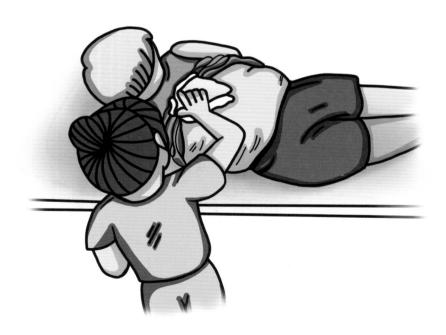

（2）避免摩擦力和剪切力

摩擦容易损伤皮肤，所以应避免患者身体滑动，在给其翻身的过程中，要将身体略微抬起，不要采用拖、拉、拽等蛮力，防止损伤皮肤。

（3）保护患者皮肤

保持患者皮肤的清洁干燥及床单的清洁干燥是预防褥疮的重要措施。对患者的皮肤应每日用温水清洗两次，局部皮肤可涂凡士林软膏予以保护，但严禁在已经破溃的皮肤上涂抹。保护患者皮肤还有一个重要方法就是皮肤按摩，可促进局部血液循环，但有些部位不主张按摩，如已经出现反应性充血的皮肤，已经破溃的皮肤等。

（4）增进患者营养

营养不良既是导致褥疮发生的原因之一，也可以直接影响褥疮的愈合。因此，对易出现褥疮的患者应给予高蛋白、高热量、高维生素饮食。

07. 如何为昏迷患者擦浴?

首先,**准备好为患者擦洗用的一切物品**,如干浴巾、毛巾、脸盆、香皂、热水、冷水及等待换用的干净的衣裤。**关好门窗,将室温调至 22 ~ 24℃**,为患者解决好大小便。热水温度以不烫手为宜,脸盆放在床旁,干浴巾铺于擦洗部位下面,先用热毛巾擦脸、脖颈及耳后部。

然后,脱去患者上衣,如果肢体有病,应采用"先脱健康一侧,再脱患病一侧,穿时先穿患病一侧再穿健康一侧"的原则。按顺序

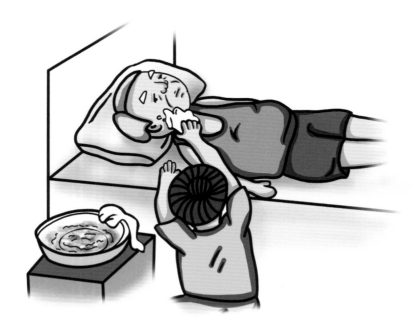

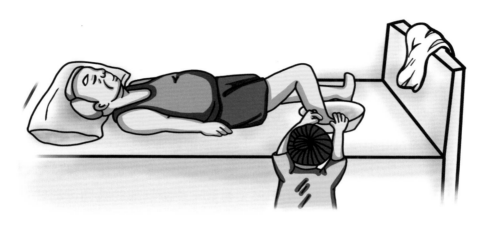

分别擦洗双手、手臂、胸、腹、背，而后为患者穿上清洁的上衣。然后脱去患者裤子，盖在会阴部位，擦洗下肢、会阴后，换上干净的裤子。将浴巾铺在床尾部，屈起患者双膝，脸盆内放温水，先将一只脚放在盆里洗干净，擦干，再换另一只脚，洗完后撤去脸盆及浴巾，整理床铺及用物。

擦洗中，应根据情况随时更换清水，并注意擦净皮肤褶皱处；擦的动作要敏捷、轻快，随时给患者盖好被子，防止着凉。

08. 卒中患者误吸的护理有哪些？

误吸指的是食物或唾液进入呼吸道，并进入到真声带以下段的气管。**误吸是导致卒中患者发生肺炎最危险的因素。**

预防是治疗误吸的有效方法。首先，患者家属要注意**保持患者口腔部位的清洁。**其次，患者每天要做一些**脖颈部的被动运动或主动运动，**防止脖颈部后仰，以及肌肉痉挛收缩所导致的吞咽不畅。同时，在医生的指导下做交换吞咽、侧方吞咽或点头样吞咽训练，去除咽喉处的残留食物。最后，要教患者如何**进行咳嗽训练，**努力建立排出气管异物的各种防御反射。

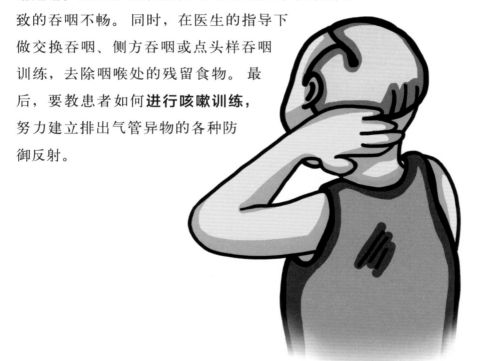

　　呛咳是导致误吸的另一大问题。**对于呛咳，快速有效的处理方式能最大限度地保护患者。**当患者出现呛咳时，家属要立即扶托患者，使其弯腰低头，下巴尽量靠近胸前。同时，在患者两肩胛骨之间快速连续拍打，迫使食物残渣咳出；或者站在患者背后，将手臂绕过胸廓下，双手十指交叉，对横膈施加一个向上猛拉的力量，由此产生一股气流经过咽喉，迫使阻塞物呛咳而出。

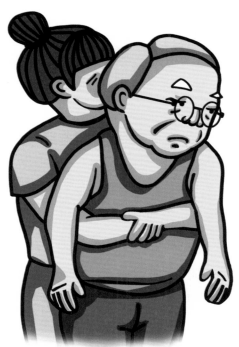

Q9. 卒中患者出现压疮如何护理？

　　根据 2007 国际标准分级法将压疮分为 6 期：**可疑深部组织损伤期；Ⅰ期压疮；Ⅱ期压疮；Ⅲ期压疮；Ⅳ期压疮；不可分期。** 当卒中患者出现压疮后，首先要辨别压疮属于哪一级，根据压疮分级采取不同的护理措施。

　　（1）可疑深部组织损伤期

　　去除局部压力、剪切力，减少皮肤摩擦力；密切观察局部皮肤变化；粘贴水胶体或泡沫敷料。

　　（2）Ⅰ期压疮

　　去除局部压力、剪切力，减少皮肤摩擦力；密切观察局部皮肤变化；加强营养吸收，尽快促进皮肤修复，增强抵抗力；轻柔按摩，改善皮肤血液循环；使用水胶体敷料或泡沫敷料进行有效预防。

　　（3）Ⅱ期压疮

　　①水疱直径＜5 毫米者，进行Ⅲ型安尔碘局部消毒，保护皮肤避免感染；应减少皮肤摩擦，预防感染，让其自行吸收；贴水胶体或泡沫敷料，如果没有脱落、渗漏，可以 5 ～ 7 天更换 1 次。②水疱直径＞5 毫米者，进行局部伤口标准消毒，用针头刺破水疱表皮，无菌纱布吸干疱内渗液。用泡沫敷料覆盖，敷料脱落或者渗液过多时及时更换。为避免创口感染，这项操作请寻求专业医护人员操作。

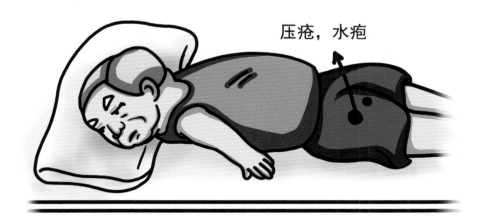

压疮，水疱

（4）Ⅲ期压疮、Ⅳ期压疮、不可分期

需消毒、清创、抗感染等专业操作治疗，请及时寻求专业医护人员帮助，不要自行操作，以免引起全身感染，给患者带来生命危险。

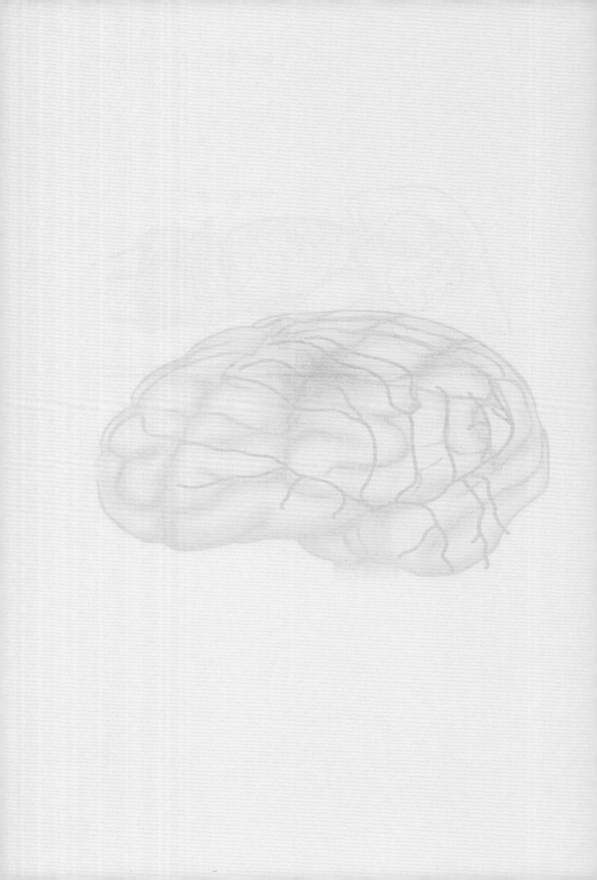

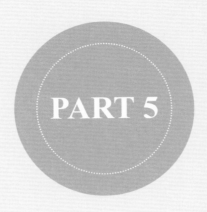

PART 5

如何预防脑卒中复发

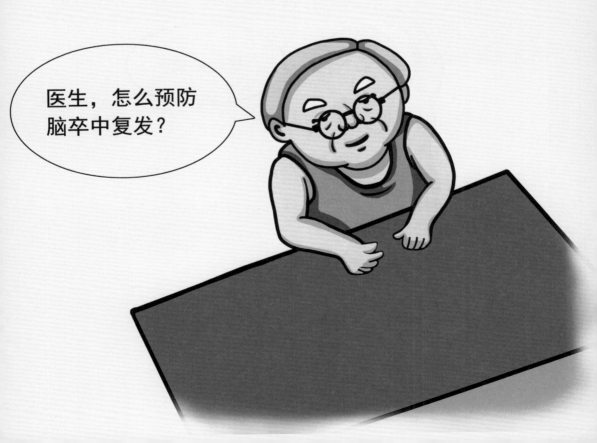

医生，怎么预防脑卒中复发？

01. 怎样防止脑卒中的复发?

　　我们都知道脑卒中重复发作会增加老年人预后残疾甚至死亡的概率，但是只要认真防范，改变生活中的不良习惯，积极控制脑卒中发病的危险因素，坚持药物治疗，定期检查身体，就可以有效预防脑卒中的反复发作。以下为预防脑卒中复发的五个主要注意事项。

　　（1）改变不良生活习惯

　　彻底戒烟，控制饮酒量，男性患者平均每天饮酒量不应超过1两，

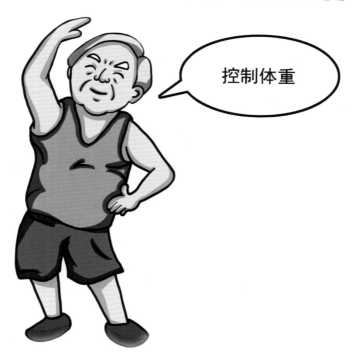

控制体重

女性不应超过半两，当然不饮最好。

（2）控制体重

肥胖是脑卒中复发的危险因素，应通过控制饮食和体育锻炼控制体重。饮食营养要均衡，尽量多吃蔬菜、水果和谷类食品，减少饱和脂肪酸和胆固醇的摄入；食盐摄入每天控制在 6 克以下。坚持锻炼能降低 20% 的复发危险，每天至少进行 30 分钟中度体力活动。

（3）保持良好的心态

调整自己的心态，正确对待自己和他人，尽量保持积极、豁达、轻松的心情。

（4）控制脑卒中的危险因素

如高血压、高脂血症、糖尿病等疾病，要注意坚持抗血小板药物治疗，如阿司匹林。国内外大样本的研究已经证实，对于有脑卒中危险因素者如合并糖尿病、高血压和有脑卒中家族史者，长期服用小剂量阿司匹林能有效地降低脑卒中的发生率。

（5）定期检查身体和咨询身体状况

02. 为什么脑卒中容易在秋冬季节发作？

　　家里有脑卒中患者的家属大概都会有这样一个疑问，为什么一到秋冬季节患者就容易发生脑卒中，或者脑卒中复发？这是因为秋冬季节气温降低，**过低的温度可能会使身体表面的血管弹性降低，外周血管阻力增加，血压升高，从而导致脑血管破裂出血**；寒冷的刺激还可能促使**交感神经兴奋，肾上腺皮质激素分泌增多，从而促使体内小动脉痉挛收缩，增加了外周血管阻力，血压升高，脑血管缺血**；寒冷刺激还可使血液中的纤维蛋白原含量增加，血液浓度增高，促使血液中栓子的形成而诱发脑卒中疾病；寒冷可使呼吸道抵抗力降低，引发急性炎症，急性炎症通过一系列生物化学反应，有可能会促进动脉粥样硬化甚至促使斑块破裂，大量的炎性介质会破坏血液系统，造成凝血失衡，导致血栓形成。

03. 吸烟会得脑卒中吗？饮酒对脑卒中是好还是坏？

　　已经有充分的证据证明**吸烟会导致脑卒中的发生。**吸烟是脑卒中的一个重要危险因素，无论缺血性卒中、出血性卒中还是蛛网膜下腔出血都与吸烟有关，而且**发病风险随着每日吸烟量的增加而增加。**吸烟者出血性脑卒中和缺血性脑卒中的患病风险分别是不吸烟者的 1.19 倍和 1.38 倍。且吸烟量越大风险越高，吸烟者患脑卒中风险较不吸烟者高，每日吸烟 < 10 支、10 ～ 20 支、> 20 支的人患病风险分别是不吸烟者的 1.37 倍、1.45 倍和 1.82 倍。对中国人的研究也有类似结论，在对 16 ～ 40 岁中国成年人的研究中发现，调整年龄、性别、受教育程度、心血管病、地域等因素后，无论男性还是女性，吸烟者的脑卒中发病率都比不吸烟者高。每日吸烟 1 ～ 9 支、

10 ～ 19 支、20 支以上者患病风险分别是不吸烟的 1.21 倍、1.21 倍和 1.36 倍。不过好消息是戒烟可以降低这样的影响。

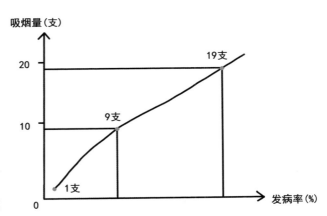

　　少量饮酒并不会对脑卒中构成危

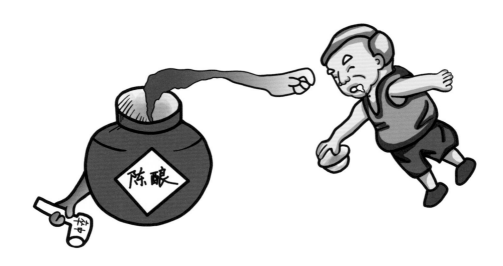

险，甚至有不少研究认为是脑卒中的保护因素。但过量饮酒或长期饮酒会增加出血性脑卒中的危险。有研究表明，**中等量和大量饮酒者发生出血性脑卒中**，特别是蛛网膜下腔出血的危险性为不饮酒者的2～3倍，但多见于男性。有报道在白种人中饮酒和脑卒中的关系呈"J"字形曲线，即适量饮酒可防止脑卒中，大量饮酒则增加脑卒中的危险度。而那些不会饮酒的人即使是少量饮酒，也可以使脑卒中的危险度增加。然而，日本人和黑种人中这种关系曲线并不明显。

04. 持续"他汀"治疗对预防脑卒中复发重要吗?

　　答案是很重要,在高胆固醇患者中,强调要**坚持服用他汀类药物,可以有效预防脑卒中的再次复发。**而有一些患者不了解他汀类药物的益处,不能坚持用药,很多患者将预防卒中的希望寄托于更便宜的中成药、非处方药,甚至是保健品,以致不能有效降低低密度脂蛋白。

　　另外,心脑血管突发事件发生的决定因素取决于动脉血管内粥样硬化斑块的稳定性,而他汀类降脂药能够显著降低低密度脂蛋白,进而具有稳定斑块、抗感染等作用,因此**只要你是冠心病、心肌梗死、脑卒中等高危人群,就需要服用调节血脂药,以减少心脑血管突发事件的发生,**从而预防脑卒中的复发。

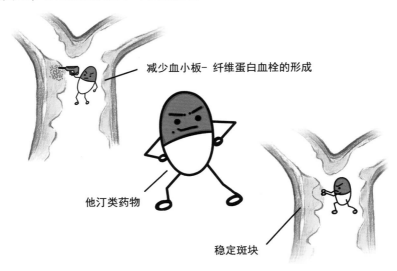

减少血小板-纤维蛋白血栓的形成

他汀类药物

稳定斑块

05. 疏通血管能预防脑卒中吗？

现代医学研究表明，不管是脑卒中的一级预防还是二级预防，能够真正预防脑卒中的措施就是控制脑卒中的危险因素，包括药物和非药物两个方面。药物方面是指如果患者已经有易患脑卒中的一些基础疾病如高血压、糖尿病、心脏病、高脂血症、房颤等，**必须服用降血压、降血脂、降血糖、扩张冠状动脉的药物。**还有**非药物方面指的就是控制体重，饮食科学、禁烟限酒等。**只有控制好以上这些危险因素才能真正预防脑卒中，而**疏通血管，是一种错误的预防方法，疏通血管只能用一些很温和的药物，**可以说对于真正的脑梗死治疗不疼不痒，用的时候即使起作用也仅仅是在使用时有些作用，疗效根本达不到保持半年或一年，而得脑卒中的危险因素是一直存在的，所以预防卒中应该持续预防，疏通血管的药物根本起不到预防血栓的作用，甚至有的患者在疏通血管的时候就发生了脑梗死，因此**疏通血管是不能预防脑卒中的。**

06. 瘫痪在床的患者还需要预防卒中复发吗？

脑卒中之后患者出现了肢体瘫痪，甚至长期卧床，说明这一次的脑卒中对脑部的损害很大，造成了残疾，因此这样的患者不但要每天进行康复训练，努力达到生活能够自理，同时还有一个非常重要的问题就是预防卒中复发，脑卒中的危险因素不会因为瘫痪在床就没了，因此，**即使瘫痪在床的患者也同样是需要预防脑卒中复发的，**同样需要监测血压、血脂、血液黏稠度等情况。由于卧床肢体活动缺乏，容易形成下肢静脉血栓，下肢静脉的血栓容易脱落进入别的动脉中，导致其他部位发生血栓。因此，卧床的患者更需要预防血栓的发生。

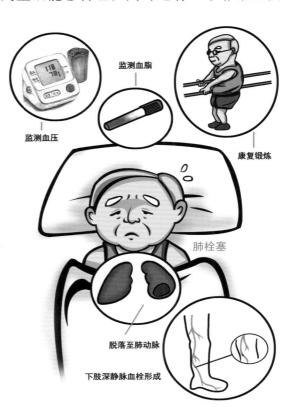

监测血脂

监测血压

康复锻炼

肺栓塞

脱落至肺动脉

下肢深静脉血栓形成

07. 预防卒中是否应尽早服用他汀类药物?

预防卒中是否应尽早服用他汀类药物? 答案是肯定的。 对于发生过缺血性脑卒中的患者，应将"坏"胆固醇即低密度脂蛋白（LDL-C）指标控制在 2.6 mmol/L 以下；如果这些患者同时伴有冠心病、糖尿病等疾病或吸烟等不良习惯，则应将这一指标控制在 2.1 mmol/L 以下。

患者类型	低密度脂蛋白
发生过缺血性脑卒中者	LDL-C<2.6 mmol/L
伴有冠心病、糖尿病等疾病或吸烟者	LDL-C<2.1 mmol/L

08. 晨起做哪"四件事"能预防脑卒中？

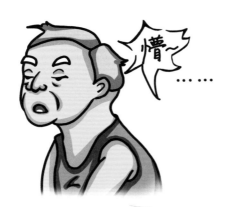

（1）慢起床

人经过一夜睡眠醒来后，如果立即从睡姿改为坐姿，很容易头晕。特别是上了年纪的高血压及心脏病患者，醒来后切勿立即起床，可闭目养神 3～5 分钟，并适当活动一下四肢和头颈部，再下床活动。

（2）喝水

每天早晨起床后空腹喝 150～200 毫升温开水，可预防脑卒中。因为空腹喝白开水，能迅速进入肠道被肠黏膜吸收，将高浓度血液稀释，促进新陈代谢，增强肝、肾的解毒功能及消化道的排空能力，从而降低脑卒中发生。

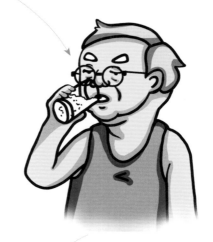

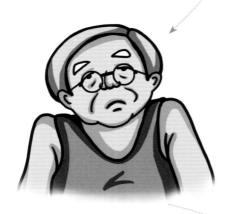

（3）耸肩

每天早上起来做 3 ～ 5 分钟简单的双肩上提、放松的反复运动，不仅能使肩部的神经、肌肉放松，改善血管通透性，还能促进颈动脉血液流入大脑，为其提供动力，从而避免脑血管供血不足，降低发生脑卒中的危险。

（4）敷颈

每天早上利用洗脸的机会，用 45℃ 左右的温水泡一毛巾敷在颈部四周，直到皮肤发红、发热。长期坚持能使颈部平滑肌松弛，改善颈动脉硬化的程度，恢复其弹性，确保脑组织的血氧供应，减少脑卒中发生的概率。

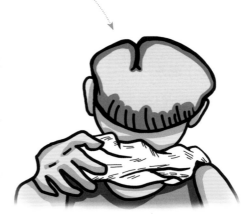

Q9. 为什么阿司匹林能预防卒中复发？

　　脑卒中最常见的发病原因是**血液凝固形成血块，堵塞了脑血管，导致局部脑组织缺乏血液供应，从而发生脑组织坏死，称为脑梗死。**血液在凝固的过程中，血液成分之一——血小板起着关键的作用。**阿司匹林可以抑制血小板聚集**，从而起到防止血液凝固，保证脑组织的血液供应，进而预防脑梗死的作用。自 20 世纪 70 年代以来，全世

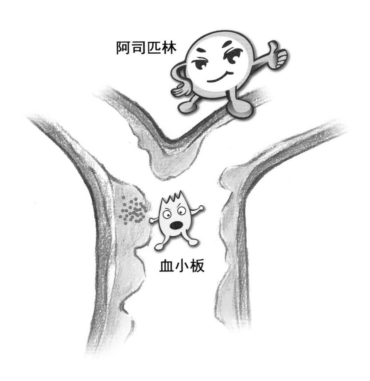

阿司匹林

血小板

界已经有超过 30 万人参与的 300 多个临床试验证实，每天 100 毫克（75 ~ 150 毫克）阿司匹林可以有效地预防所有因血栓引起的疾病，包括脑梗死、心肌梗死、心绞痛等的发病和死亡危险。例如，近期发表的女性健康研究，美国近 4 万名女性医务工作者亲自参加试验，每日口服阿司匹林长达 10 年，最终结果显示阿司匹林使首次脑梗死发生率下降 24%。因此，**阿司匹林是目前脑卒中防治中的最基本用药之一。**

PART 6

脑卒中患者的营养指导

水 果

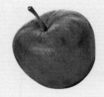

蔬 菜

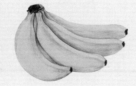

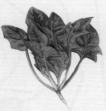

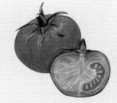

蛋 白

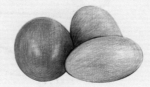

01. 脑卒中患者的胃肠道功能有哪些变化？

患者出现脑卒中时胃肠道受到刺激会做出一个反应来适应受到刺激之后的环境，此时**胃肠道会表现出消化道出血**。

脑卒中时会伴有肠蠕动减弱甚至消失。查体时主要表现为腹部胀气、腹痛、呕吐、肠鸣音减弱或消失。

脑卒中时患者出现胃肠道吸收障碍，危重患者肠黏膜血流减少、蠕动减弱及胃肠黏膜结构改变和各种屏障功能的破坏。临床主要表现为**腹泻及进行性的营养不良**。

脑卒中时出现肠道屏障功能障碍，各种屏障功能的破坏使得小肠不能排出毒性物质、细菌及其代谢产物而发生菌群移位的现象，临床表现为**不明原因的感染、高热**。

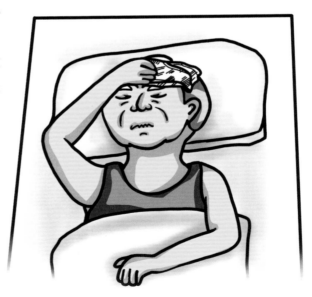

02. 脑卒中患者的营养需求有什么特点?

现代社会，人们的饮食结构中很大一部分是动物性食物，而且近几年比例明显上升，其中特别是脂肪的摄入量上升较快。**脂肪和胆固醇的过多摄入会加速动脉硬化的形成，继而影响心脑血管的正常功能，易导致脑卒中。** 特别是北方人食用过多的食盐，可使血压升高并促进动脉硬化形成。脑卒中患者的营养代谢会出现一些变化，如能量消耗增加、糖原分解的增加、蛋白分解的增加，以及急性时相反应等。

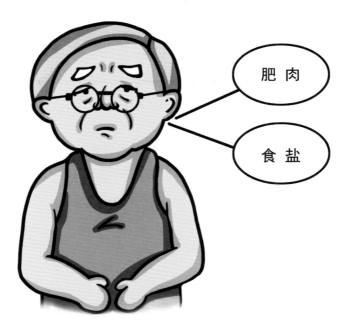

肥 肉

食 盐

　　根据饮食特点及吞咽困难程度选择食物，原则为先稀后稠。 糜烂食物最易吞咽，固体食物最难吞咽，糊状食物不易误吸，液状食物易误吸。 所以进食顺序是先进糜烂食物或糊状食物，如米糊、菜泥、糜烂或剁碎的食物，最后进食固体食物或液体食物。 此外，还需要注意食物的色、香、味和温度。

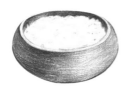 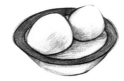

进 食 顺 序

03. 卒中患者如何配置家庭性营养膳食？

（1）改变不良的饮食习惯

树立良好的饮食习惯，不偏食、粗细搭配、少食多餐、清淡少盐低脂，促进疾病的康复。

（2）科学合理的膳食结构

平衡膳食必须由多种食物组成，才能满足人体各种营养需要，达到合理营养、促进健康的目的，同时也是为了使饮食更加丰富多彩，以满足人们的口味，增加生活的乐趣。 因而老年脑卒中膳食结构应注意谷类食物的粗细搭配，多食含优质蛋白丰富的乳类、豆制品；适量的动物蛋白食物。 多食新鲜蔬菜水果，尤其是各种绿叶蔬菜。

（3）个体化膳食方案

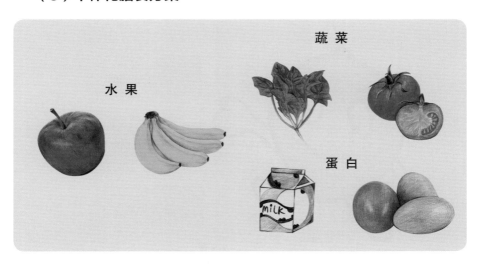

04. 蔬菜和水果为什么能降低脑卒中的风险?

　　这是因为**蔬菜和水果中含有大量的维生素 C**。据研究，血液中维生素 C 浓度的高低与脑卒中密切相关，浓度越高，脑卒中的发病危险就越低。

　　此外，维生素 C 还是一种有效的抗氧化剂，能够清除体内自由基。而自由基增多，就会增加患心脏病和脑卒中的风险。其次，蔬菜和水果中富含膳食纤维，它可以起到**抑制总胆固醇浓度升高**，从而防止动脉硬化、预防心血管疾病及脑卒中的功效。

　　新鲜的蔬菜和水果中富含钾、镁、叶酸等营养物质。钾元素对血管有保护作用，还能起到降低血压的作用。镁元素也具有降低胆固醇、扩张血管等预防脑卒中的功效。

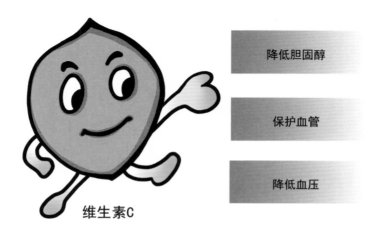

降低胆固醇

保护血管

降低血压

维生素C

05. 有吞咽障碍的患者如何选择食物?

吞咽障碍患者食物的选择: 应首选糊状食物,也可根据吞咽器官障碍部位导致的吞咽障碍,因地制宜地选择食物并进行合理配制,或使用食物加稠剂(凝固粉)。

食物选择原则: 以密度均匀,黏性适当,不宜松散,通过咽部和食道容易变形的食物为原则。

食物的种类包括: 糊状食物,爽滑软糯食物,浓流质、稀流质,烂饭、软食等。

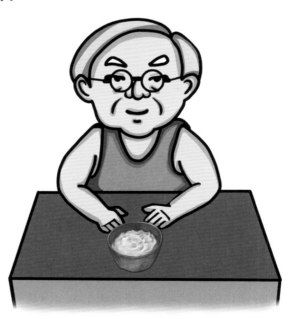

06. 卒中患者的家庭饮食护理有哪些？

家庭饮食主要由患者家属控制，除了糖尿病、高血压和其他疾病的患者需要一定的饮食控制外，原则上脑卒中患者没有特殊的忌口。一般患者的饮食可以和家属一样，家属也可以根据患者的口味，安排日常的饮食。患者处于康复训练阶段也需要一定的营养保证。所以，在饮食的安排上，要**保证一定的优质蛋白质的摄入，如瘦肉、牛肉、鱼类。**豆类制品尽管蛋白质含量较高，但是必需氨基酸的含量不如肉类，所以不能完全代替肉类的作用。口味宜偏清淡。要重视新鲜**水果和蔬菜**的摄入，这些碱性食物除了补充身体需要的维生素外，还可以提供大量的食物纤维，防止患者便秘。

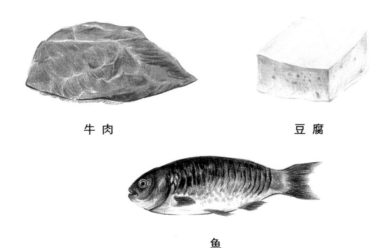

牛肉　　　　　　　　豆腐

鱼

PART 7

脑卒中患者的出院教育

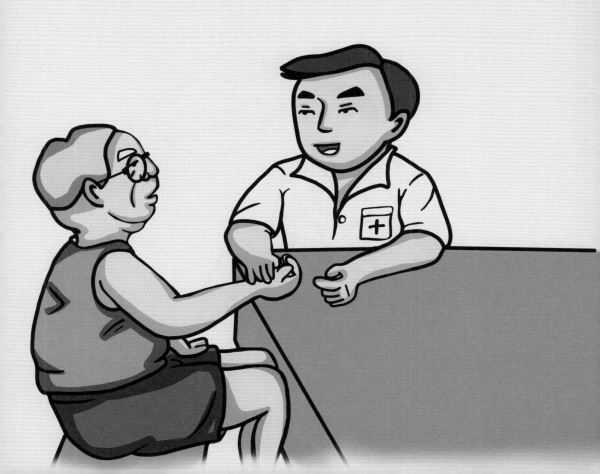

01. 卒中患者出院后多久复查，怎样接受随访?

脑卒中患者出院后一般 3 个月复查 1 次，如果有特殊情况，需随时到医院复查和治疗。

随访是指医院对曾经在本院就诊的患者通过通讯或其他的方式，进行**定期了解患者病情变化和指导患者康复**的一种观察方法。 通过随访可以提高医院医治前及医治后服务水平，同时方便医生对患者进行跟踪观察，掌握第一手资料以便进行统计分析、积累经验，同时也有利于医学科研工作的开展和医务工作者业务水平的提高，从而更好地为患者服务。

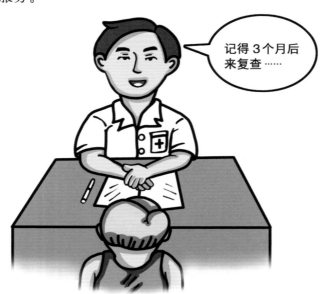

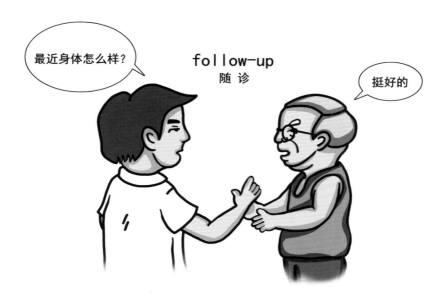

　　随访是医院根据医疗、科研、教学的需要，与诊治后的患者保持联系或要求患者定期来医院复查，对患者的疾病疗效、发展状况继续进行追踪观察所做的工作，又称作随诊（follow-up）。简单地说，就是在诊治后，对患者继续追踪、查访。

02. 卒中患者在家怎样检测血压、血糖、血脂？

（1）血压检测

首先排空气袖内的气体，将气袖绑在上臂，气袖下缘距肘窝 2 ～ 3 厘米，松紧适宜。将听诊器胸件放在肘部肱动脉搏动处，然后向气袖内充气，等肱动脉搏动消失，再将汞柱升高 20 ～ 30 mmHg。此时听诊器听不到任何声音，接着由气球阀门处向外缓慢放气，使气袖内压力降低，汞柱缓慢下降，当听到第一个声音时，血压计所显示的压力值即为收缩压。继续放气，在这段时间内，心脏每收缩一回均可听到 1 次声音。当气袖内压力等于或稍低于舒张压时，血流又恢复通畅，涡流消失，则声音突然减弱，很快消失，此时血压计所显示的数值即为舒张压。

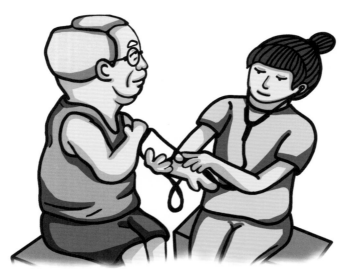

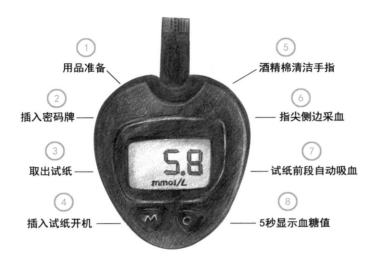

① 用品准备

② 插入密码牌

③ 取出试纸

④ 插入试纸开机

⑤ 酒精棉清洁手指

⑥ 指尖侧边采血

⑦ 试纸前段自动吸血

⑧ 5秒显示血糖值

（2）血糖检测

　　患者可以使用家庭化小型便携式血糖监测仪器给自己测血糖。使用检测仪器测血糖时应注意：使用前认真读懂仪器使用说明书；检测试纸要在使用期限内；洗净双手；确定采血部位；用医用酒精消毒采血部位，并让酒精自然风干；以专用一次性采血针刺破采血部位皮肤，让血自然流出，切勿用力挤捏手指；以专用试纸吸取足量血滴，并按照说明书要求读取测定值；对测定结果及时记录，注明日期和检测时间；要注意妥善保存血糖仪和配套试纸；要经常通过血糖检测仪的售后服务部门对血糖仪进行校正，特别是连续测量的血糖值出现都偏低或都偏高的情况时。这样可以避免血糖检测结果出现偏差，提供错误的病情信息。

（3）血脂检测

　　应定期去医院抽血化验。

03. 哪些小测试能预知脑卒中？

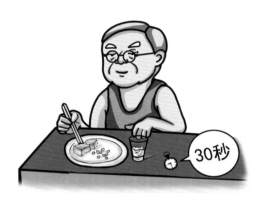

（1）筷夹豆粒

将大豆 30 粒、2 厘米大小的豆腐若干块放在一个小碟内，用筷子交替夹豆粒和豆腐块，夹起之后放到另一个碟子里，重复这个动作 5 次。如果所需时间超过 30 秒就要引起注意了。

（2）直线前行

在地板上画一条 5 ~ 10 米长的直线，左右脚交替在直线上面向前走。如果不能准确踩线，或者身体摇晃者，说明小脑或者脑干出现了异常，应尽早去医院检查。

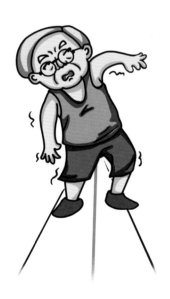

（3）尝试画钟

　　用画钟的方法诊断早期老年人脑部异常，准确性在 80% ～ 90%。准备一支笔、一张纸，在白纸上画一个钟，标出指定的时间，例如 9 时 15 分，要求在 10 分钟内完成。国际上采用 4 分法对测试情况计分：能画出封闭的圆，计 1 分；将数字在表盘上准确地标出，计 1 分；标出表盘上全部的 12 个数字，计 1 分；将指针画出正确位置，计 1 分。如果老人能得 4 分，说明大脑健康，否则就要注意进一步检查了。对于已经确诊患有脑梗死的老人，可以通过这些测试来检测病情变化。

04. 陪护人员要掌握哪些知识?

陪护人员比起一般的保姆和家属，具有更专业的护理知识和技能，能够对术后患者、植物人、瘫痪卧床的患者等进行专业的康复护理。**他们一般学习基本护理、康复护理及特殊患者的生活护理等知识和技能**，其中包括观察血压、脉搏、体温、呼吸等生命体征和

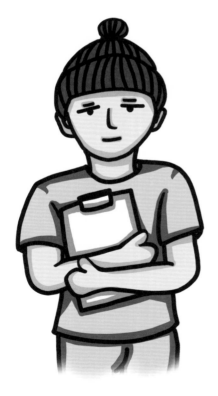

口腔、会阴、皮肤、压疮的护理，为患者进行营养配餐、患者在床上肢体位置摆放、对患者进行心理辅导及一些常用康复器械的使用等一整套专业知识。**协助维护患者卫生、仪表及仪容。**当患者因个人原因不能自己完成个人清洁卫生、整理自己时，护工应帮其完成，如洗脸、梳头、口腔清洁、假牙护理、擦身、更衣、协助如厕或使用便盆、便壶等。协助患者满足营养需求，如喂饭、喂水、协助进餐等。保护患者安全，协助患者上下床，坐轮椅，摆放体位及在指导下活动关节。协助患者放松并缓解焦虑。协助医护观察病情等。

05. 如何判断脑卒中患者的预后情况？

判断脑卒中患者有无生命危险，可观察以下六个方面：

神志	神志改变越严重，说明其康复的效果就越差。如果患者出现了重度昏迷，对针刺和压迫眼眶等检查无反应，其死亡率可达 90% 以上
体温	持续高热（体温多在 40℃ 以上）是病情危险的征兆，其预后较差
出血	脑卒中后引发消化道出血者，其病情危重，死亡率很高
肢体	出血性卒中患者若出现四肢抽搐，可引起血压升高，从而容易诱发脑部再出血使病情恶化
血压	出血性卒中患者血压越高，其康复的效果就越差。而发生脑卒中后血压比较平稳的患者，90% 可以安全脱险
年龄	年龄越大的患者，其康复的效果越差

06. 颈动脉有斑块就一定会发生脑卒中吗?

颈动脉检查等于脑卒中筛查,**颈动脉有斑块就一定会发生脑卒中吗? 答案是不一定。** 其实,脑卒中筛查是一个综合过程,在此过程中,脑血管、颈动脉等检查只是其中一部分,是否发病还要看它是否具有以下三个危险因素。 第一个是**行为因素**,其中最大的威胁是吸烟;第二个是**精神压力**;第三个是**运动减少**。 这是脑卒中发生的三大危险因素。 此外,还有疾病因素,包括高血压、糖尿病、心脏病,当然还包括血脂异常和其他。 所以,**即使有颈动脉斑块也不要紧张,它不一定就意味着脑卒中马上来临。**

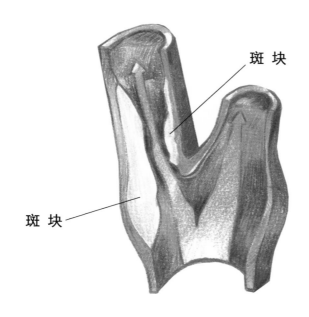

斑 块

斑 块

07. 偏瘫患者存在哪些安全隐患?

　　脑卒中后偏瘫的患者由于意识障碍、肢体运动障碍、感觉障碍、视力视野受损等因素,易发生坠床、跌倒、碰伤、烫伤、压疮等安全问题。

坠床	由于偏瘫患者伴有认知障碍、意识障碍、躁动、肢体活动障碍、视力受损,在翻身起坐时由于肢体运动不协调,视野变小,意识不清,很容易从床上掉下
跌倒	偏瘫患者不乏老年人,并且有肢体功能障碍,视力视野受损。 如有地面潮湿、果皮、房间内摆放凌乱或走廊有障碍物也可导致患者跌倒
碰伤	患者外出及训练时常需要运用辅助工具,最常用的为轮椅和平车。 在转运过程中因方法不正确或安全措施使用不当而导致患者碰伤
烫伤	由于偏瘫患者肢体感觉不良,应绝对禁止使用热水袋,以免导致皮肤烫伤
压疮	患者因肢体活动障碍,或者昏迷、烦躁等原因不配合变换体位,以及应用约束带不当等原因容易形成压疮

08. 出院后发现脑梗死该怎么做？

　　如果发现患者突然言语不清、一侧表情不正常、一侧胳膊抬不起等症状，应立即拨打 120 送医。及时发现患者异常并采取措施，这就是俗称的**"言语含糊嘴角歪，胳膊不抬奔医院"**。

　　等待急救车期间，最好记下发作时间，不要随意搬动患者，尤其避免头部发生剧烈摇晃和震动，**尽量让患者侧卧位，解开衣领，保持呼吸道的通畅，**有假牙者应取出。

　　选择具备溶栓能力的医院，因为溶栓经验丰富的医院往往有溶栓绿色通道和卒中团队，患者入院后医生可以快速诊断并立即给患者进行急诊 CT 平扫，确保以最快速度完成检验报告和 CT 检查。然后，医生阅读 CT 平扫结果，判定患者是否适合溶栓治疗，如适合，则马上向患者家属交代溶栓过程中的意外状况，家属同意并签字确认后，便立即静脉注射溶栓药物，确保患者得到及时、规范的救治。

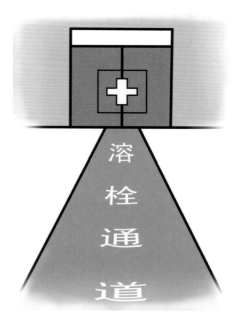

Q9. 如何早期发现脑卒中的征兆？

冬季，脑卒中发生率高。气温变化可诱发脑卒中的发生，冬季气温寒冷，血管收缩，血压升高。寒冷环境会使血液中的纤维蛋白增加，易发生血栓形成。睡眠状态下，血流缓慢，加上室内温度较低，非常容易发生脑卒中。所以，当气温骤变时，如以上这些生理反应剧烈，**血压明显波动，要注意是否发生脑卒中。**

国家脑卒中筛查与防治工程委员会提出了适用于 40 岁以上居民的脑卒中风险评估卡，该卡利用 **8 项危险因素进行个体脑卒中发病风险的评估。** ①高血压：血压 ≥ 140/90 mmHg。②血脂：异常或不知道。③糖尿病：有。④吸烟：有。⑤心搏不规则（心房颤动）：有。⑥明显超重或肥胖：有。⑦缺乏身体活动（很少进行体育活动）：有。⑧脑卒中家族史：有。

如果具有上述 3 项及 3 项以上危险因素，即为脑卒中高危人群，如既往有过脑卒中或短暂性脑卒中发作史，也属于高危人群；如果具有 2 项及 2 项以上危险因素，但患有高血压、糖尿病、心房颤动或心脏瓣膜疾病等慢性病之一者，即为中危人群；如果具有上述危险因素不足 3 项，且没有慢性病者，即为低危人群。如评估结果为高风险，那么建议去医院接受医生的诊治。

患有高血压、糖尿病、血脂异常的患者，不仅要了解引发脑卒中的因素，评估自己发生脑卒中的风险，还要及早采取应对措施。通过多种努**力控制血压、降低血糖、纠正血脂异常，这是预防脑卒中的必由之路。**

10. 动脉粥样硬化会同时合并心肌梗死和脑卒中吗？

不一定。动脉粥样硬化属于全身性疾病，一般脑血管、心血管及外周血管同时有问题的患者可以达到 40% 以上，因此有心肌梗死后一定要检查脑血管有没有问题。